LA

CHIRURGIE DE L'ENCÉPHALE

PAR

M. ALLEN STARR, M.D., Ph.D.

PROFESSEUR DES MALADIES MENTALES ET DU SYSTÈME NERVEUX
AU « MEDICAL DEPARTMENT OF COLUMBIA COLLEGE », A NEW YORK,
PRÉSIDENT DE LA SOCIÉTÉ NEUROLOGIQUE DE NEW YORK,

Traduction par le Dr A. CHIPAULT

Préface du Professeur S. DUPLAY

AVEC 59 FIGURES

PARIS
G. STEINHEIL, ÉDITEUR
2, RUE CASIMIR-DELAVIGNE, 2

1895

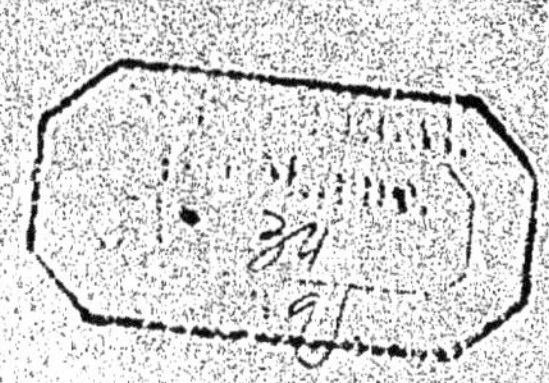

LA

CHIRURGIE DE L'ENCÉPHALE

LA

CHIRURGIE DE L'ENCÉPHALE

PAR

M. ALLEN STARR, M.D., Ph.D.

PROFESSEUR DES MALADIES MENTALES ET DU SYSTÈME NERVEUX
AU « MEDICAL DEPARTMENT OF COLUMBIA COLLEGE », A NEW YORK,
PRÉSIDENT DE LA SOCIÉTÉ NEUROLOGIQUE DE NEW YORK,

Traduction par le Dr A. CHIPAULT

Préface du Professeur S. DUPLAY

AVEC 59 FIGURES

PARIS
G. STEINHEIL, ÉDITEUR
2, RUE CASIMIR-DELAVIGNE, 2

1895

PRÉFACE DE L'ÉDITION FRANÇAISE

La traduction du livre du Dr Allen Starr que publie M. Chipault et que je présente, en son nom, au public médical français, ne serait que le commencement d'une série projetée de publications semblables comprenant les traductions des travaux parus à l'étranger sur la *Chirurgie du système nerveux.*

Depuis plusieurs années déjà, M. Chipault s'est adonné avec ardeur et je puis le dire avec succès à l'étude de cette branche importante et toute nouvelle de la chirurgie, et il a fait connaître les résultats de ses recherches aussi remarquables par leur originalité que par leur érudition, soit dans ses communications au Congrès de chirurgie, soit dans diverses publications et en particulier dans les deux beaux volumes qu'il vient de publier sur la *Chirurgie opératoire du système nerveux.*

Nul mieux que lui par conséquent ne possède la compétence nécessaire pour choisir parmi les travaux étrangers sur la chirurgie neurologique ceux qui méritent d'être connus et sont susceptibles de contribuer aux progrès de la science, et nous ne saurions trop vivement l'encourager dans son projet de vulgariser par la traduction un certain nombre d'ouvrages étrangers qui risqueraient de rester ignorés des chirurgiens français.

De ce nombre est le livre du Dr Allen Starr sur la *Chirurgie de l'encéphale.*

Le nom du Dr Starr, professeur des maladies mentales et du système nerveux au « Medical Department of Columbia College », de New-York, est vraisemblablement à peine connu des chirurgiens de notre pays, et il semble tout d'abord étrange de voir un livre de chirurgie fait par un médecin.

On s'étonne moins, cependant, de cette apparente anomalie si l'on songe à la part considérable qui revient à la médecine proprement dite dans la chirurgie du cerveau. Car, à moins que le chirurgien n'ait pu se familiariser par une longue étude avec la pathologie cérébrale, il devra forcément recourir aux lumières du médecin qui guidera, pour ainsi dire, sa main, en lui enseignant dans quelles circonstances il doit intervenir et sur quelle partie de l'encéphale il doit faire porter son intervention.

Tel est précisément le but du livre du Dr Allen Starr qui met au service de la chirurgie sa vaste expérience des maladies de l'encéphale. Mais l'auteur n'a pas seulement fourni aux chirurgiens les indications de l'intervention opératoire, il a voulu encore que l'on pût trouver dans son livre les règles de la technique des opérations applicables aux divers cas qui peuvent se présenter.

Aussi la lecture de ce livre sera-t-elle aussi intéressante qu'utile pour les chirurgiens français qui apprendront, par lui, à connaître la pratique de nos confrères d'Amérique.

S. Duplay,
Professeur de clinique chirurgicale à l'Hôtel-Dieu.

AVANT-PROPOS DU TRADUCTEUR

Le livre d'Allen Starr est l'un des plus intéressants parmi ceux qui ont été récemment publiés à l'étranger sur la chirurgie de l'encéphale. Deux seulement, à mon avis, peuvent être mis au même rang ; le livre de von Bergmann, classique en Allemagne, et l'admirable travail de Mac Ewen sur les Infections intra-crâniennes. J'ajouterai qu'Horsley promet une Chirurgie du cerveau qui, certainement, ne le cédera pas en valeur aux travaux précités.

Le livre d'Allen Starr offre ceci de singulier, qu'il est tout à la fois purement chirurgical et fait par un médecin. L'éminent neurologue américain a tenu à réunir lui-même, dans une étude d'ensemble, l'histoire des malades qu'il avait fait opérer autour de lui d'après son diagnostic. Une telle subordination du chirurgien au médecin est et sera longtemps la condition nécessaire et vitale de la chirurgie encéphalique, si elle ne veut point se restreindre à la thérapeutique des traumatismes récents qui seuls vont trouver d'emblée l'opérateur, tandis que les épilepsies, les tumeurs et les abcès intra-crâniens vont toujours, ou à peu près toujours consulter d'abord le médecin, d'ordinaire seul capable de les diagnostiquer.

Allen Starr a limité son étude du reste, aux affections que l'on pourrait désigner du nom général d'affections médico-chirurgicales de l'Encéphale.

La plupart des considérations et des conclusions qu'il

émet sont basées sur des observations personnelles ; rarement il a besoin de recourir aux observations publiées par d'autres, et lorsqu'il le fait il limite volontairement ses citations aux chirurgiens de l'Amérique du Nord. Son livre est donc un tableau fidèle, un tableau tracé « de visu » de la chirurgie endo-crânienne, telle qu'on la pratique aux États-Unis.

Ce caractère intéressant du livre de Starr nous interdisait le travail de marqueterie auquel se livrent la plupart des traducteurs pour donner à leur traduction un semblant d'originalité ; travail qui consiste à semer dans le texte de l'auteur quelques discussions ou documents surnuméraires. Cela est bien dans un livre didactique, qui a besoin d'être mis au courant de la science : c'eut été illusoire ici, la traduction d'un ouvrage basé sur des documents personnels et inédits devant avoir pour but unique de le rendre accessible à un groupe nouveau de lecteurs. Ajoutons du reste que notre édition se distingue de l'Édition américaine par quelques points importants : nous avons complété et rectifié les indications bibliographiques, un peu écourtées, de celle-ci ; de plus et surtout, M. Allen Starr a bien voulu nous transmettre sur divers malades dont il raconte l'histoire des documents complémentaires de la plus grande valeur.

Nous l'en remercions très vivement ; nous le remercions aussi de nous avoir gracieusement autorisé à publier cette traduction, qui dans notre pensée n'est que la première d'une série qui pourra s'intituler plus tard « *Les classiques étrangers de la chirurgie neurologique* ».

A. Chipault.

CHIRURGIE DE L'ENCÉPHALE

CHAPITRE PREMIER

DIAGNOSTIC DES LÉSIONS.

Le diagnostic, préliminaire indispensable de l'opération, est du ressort du médecin. Diagnostic de nature. Diagnostic de siège. Quelques mots sur les localisations cérébrales. Topographie cranio-cérébrale.

Avant toute opération sur le cerveau, le diagnostic de la nature et le diagnostic du siège de la lésion doivent être faits avec le plus grand soin : Questions préliminaires, dont la solution relève du médecin, et non du chirurgien. Le diagnostic de nature de la lésion cérébrale n'est pas habituellement d'une extrême difficulté : la méningite, qu'elle soit localisée à la dure-mère ou à la pie-mère, l'hydrocéphalie, l'hémorrhagie, le ramollissement par embolie ou thrombose, l'abcès cérébral, les tumeurs, les scléroses, ont dans la majorité des cas des symptômes évidents : par l'étude attentive de leur marche et de leur groupement, on peut en faire un diagnostic différentiel satisfaisant.

Je n'ai point l'intention d'insister sur ces faits : quelques-uns des plus essentiels seront du reste notés au passage dans le cours des chapitres suivants. Je voulais simplement insister ici sur ce que toute intervention chirurgicale doit être précédée d'une exacte détermination de la nature du mal.

Le diagnostic préopératoire de son siège n'est pas moins indispensable, et mérite de nous retenir plus longuement.

Les localisations cérébrales.

L'écorce cérébrale comprend un certain nombre de zones à fonction connue. Leur extension ne correspond pas nécessairement à celle des lobes ou des circonvolutions.

Ces zones fonctionnelles sont : 1° la zone sensitivo-motrice ; 2° la zone du langage ; 3° la zone visuelle ; 4° la zone auditive ; 5° la zone de l'odorat et du goût.

1° *La zone sensitivo-motrice* (fig. 1 et 2) comprend l'écorce des circonvolutions pré et post-rolandiques, et l'écorce adjacente, en avant et en arrière. Chaque hémisphère commande les mouvements du côté opposé du corps, et comme la main droite est d'un emploi plus fréquent et plus délicat que la main gauche, la zone sensitivo-motrice est plus étendue sur l'hémisphère gauche que sur le droit.

L'écorce de la partie postérieure de la 2e circonvolution frontale commande les mouvements des yeux et du cou. Les commandements partis de cette zone produisent un mouvement conjugué de ces parties vers le côté opposé.

Le district correspondant à l'œil est au-dessous de celui correspondant au cou.

Le tiers inférieur des circonvolutions pré et post rolandiques commande les mouvements de la face, de la langue, du larynx et du pharynx. Les paupières et les joues dépendent de la partie antéro-supérieure de cette zone ; la langue et le larynx de sa partie antéro-inférieure ; la bouche, le pharynx, le peaucier de sa partie postérieure.

Le tiers moyen des circonvolutions pré et post rolandiques commande les mouvements du membre supérieur : les mouvements de l'épaule dépendant de la partie antéro-supérieure de cette zone, les mouvements du coude de sa partie moyenne, les mouvements de la main et des doigts de sa partie postéro-inférieure.

Le tiers supérieur des circonvolutions pré et post rolandiques, et le lobule paracentral à la face interne de l'hémisphère commandent les mouvements du membre inférieur : la cuisse, le genou, le pied, les orteils y dépendent de segments distribués dans cet ordre d'avant en arrière.

Il est à remarquer que les régions susceptibles des mouvements les plus délicats et dirigés par les sensations les plus fines : les lèvres, les doigts, les orteils, dépendent de la partie postérieure de la zone motrice, spécialement de la circonvolution post-rolandique. Les lésions de cette circonvolution causent, presque toujours, en même temps que les troubles moteurs un certain degré d'anesthésie tactile. La localisation corticale de ces deux symptômes paraît donc être la même. Ajoutons que d'autres faits localisent le sens musculaire en arrière de la zone motrice.

La face médiane de l'hémisphère, en avant du lobule

paracentral, commande chez le singe les mouvements du tronc ; ces mouvements sont rarement affectés chez l'homme : leur localisation corticale reste donc incertaine quoiqu'un cas d'Horsley semble permettre de l'attribuer chez lui à une zone de la face externe située en avant de la zone du membre inférieur.

Les zones dévolues dans la région motrice à tel ou tel mouvement ne sont pas rigoureusement délimitées. Cha-

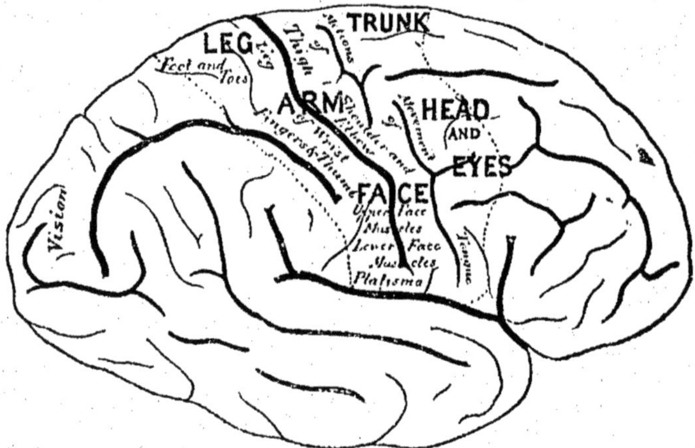

Fig. 1. — Schema (d'après Eberstaller) des sillons et circonvolutions de la convexité de l'hémisphère cérébral droit. La profondeur relative des sillons est indiquée par la largeur différente des traits.

Vocabulaire : *Leg*: membre inférieur. *Foot and Toes* : pied et orteils. *Motions of thigh* : mouvements de la cuisse. *Trunk* : tronc. *Arm* : membre supérieur. *Shoulder and Elbow* : épaule et coude. *Wrist* : poignet. *Fingers and Thumb* : doigts et pouce. *Head and Eyes* : tête et yeux. *Face* : face. *Muscles of upper, and lower face* muscles de la partie supérieure et de la partie inférieure de la face. *Tongue* : langue.

que mouvement, chaque segment de membre dépend de l'ensemble de l'écorce, en même temps que d'une zone spéciale. Horsley (1) l'explique en disant que les diverses

(1) Horsley, A note on the means of topographical diagnosis of local

zones empiètent les unes sur les autres : par exemple il existe un centre pour le pouce, mais le pouce est représenté sur une grande partie de la zone du membre supérieur, et de moins en moins, à mesure qu'on s'écarte de son centre spécial. Là serait l'explication de ce fait que l'excision d'un petit fragment cortical ne paralyse pas complètement le segment de membre qui en dépend, et qui continue à être gouverné par l'écorce environnante.

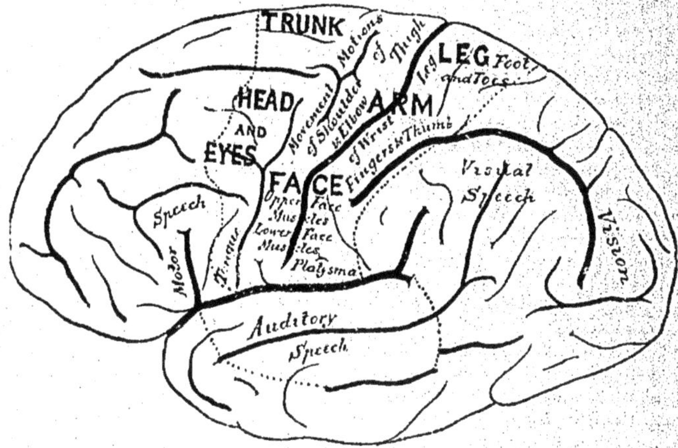

Fig. 2. — Schema des sillons et circonvolutions de la convexité de l'hémisphère cérébral gauche. Sur cet hémisphère, se trouve le centre du langage. La zone motrice est plus étendue que du côté opposé.
Vocabulaire : Le même que pour la figure 1, plus : *Motor speech* : langage ; *Visual speech* : vision verbale ; *auditory speech* : audition verbale.

2° *Les zones du langage* sont au nombre de quatre. Elles n'existent que sur l'hémisphère gauche chez les droitiers, et sur l'hémisphère droit chez les gauchers. La mémoire des mouvements coordonnés du langage répond au tiers postérieur de la 3me frontale. La mémoire des sons des

diseases affecting the so called motor region of the cerebral cortex. *American Journal of med. Sciences*, 1887. I, p. 342.

mots répond à la 1re et à la 2e temporales : la compréhension du langage, et le souvenir du nom des objets sont perdus lorsque cette région est détruite. La mémoire de la forme des lettres répond à la région pariétale inférieure ; la compréhension et la lecture des mots écrits sont perdues lorsqu'elle est lésée. La mémoire des mouvements de l'écriture est habituellement supprimée lorsque le centre des mouvements du langage est détruit, mais sa localisation précise n'est pas absolument déterminée : quelques cas plaident pour la 2e frontale, d'autres pour la circonvolution pariétale inférieure, près du centre de la main.

3° *La zone des sensations visuelles* est au pôle occipital, et comprend le cunéus sur la face interne de l'hémisphère, les circonvolutions occipitales sur sa face externe. L'écorce de la scissure calcarine est du reste la première atteinte par les impressions visuelles (1). Chaque lobe occipital reçoit les impressions d'une moitié de chacun des deux yeux ; la lésion d'un seul lobe produit donc de l'hémianopsie, la moitié du champ visuel atteinte étant du côté opposé à la lésion.

4° *La zone des sensations auditives* est localisée dans les 1re et 2e temporales. Chaque oreille dépend des deux hémisphères ; une lésion unilatérale produit dès lors une surdité seulement partielle et qui généralement n'est pas reconnue. Si les deux lobes temporaux sont détruits, la surdité est complète.

5° *La zone des sensations du goût et de l'odorat* (fig. 3), est localisée à la pointe du lobe temporal, sur ses faces in-

(1) HENSCHEN. *Pathologie des Gehirns*, II, 358, 1892.

férieure et interne en contact avec le sphénoïde. Chaque lobe gouverne ces sensations des deux côtés si bien qu'une lésion unilatérale ne les altère pas d'une manière appréciable.

Une large étendue de la surface cérébrale reste sans fonction déterminée. Cette étendue est beaucoup plus grande sur l'hémisphère droit que sur le gauche. Ses lésions ne s'accompagnent pas de symptômes définis et c'est

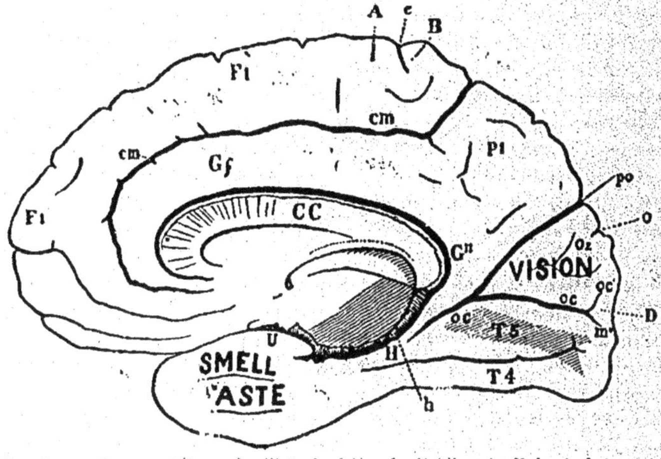

Fig. 3. — Face médiane de l'hémisphère droit (d'après Ecker). Le centre visuel cortical est au niveau de la scissure calcarine OC et du cuneus OZ. L'odorat (*smell*) et le goût (*taste*) ont leur centre dans la circonvolution uncinée V et dans la pointe du lobe temporo-sphénoïdal. AB indique le siège du lobule paracentral, centre moteur du membre inférieur.

un fait certain qu'elles ne provoquent aucune altération de la motricité, de la sensibilité ou du langage.

Les lobes frontaux paraissent toutefois avoir une certaine relation avec les formes les plus hautes de l'activité intellectuelle : l'attention, le raisonnement et la volonté ; mais les lésions qui y sont localisées ne produisent pas la perte bien déterminée d'une des facultés mentales et pour l'intégrité de l'activité intellectuelle, l'intégrité du cerveau tout entier, et non seulement de quelqu'une de ses parties, est absolument nécessaire.

En effet, si l'on considère que chaque concept résulte de l'agrégation de nombreux souvenirs, chacun à localisation

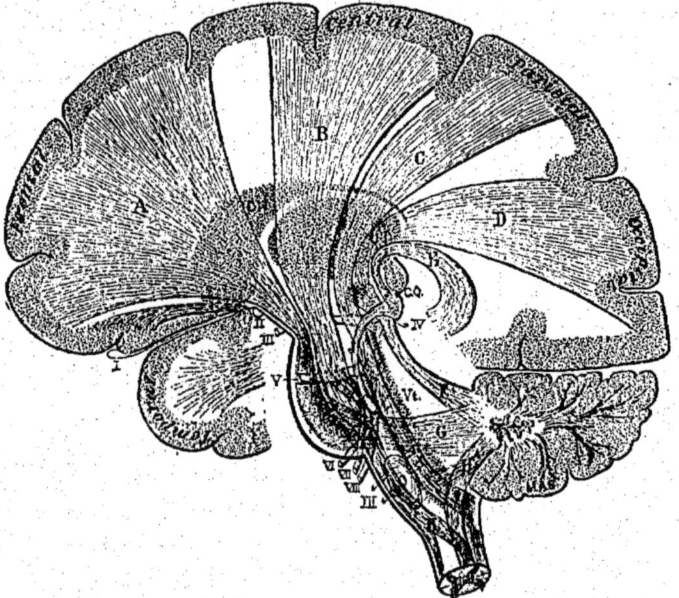

Fig. 4. — Fibres radiées joignant le cortex aux centres inférieurs. Coupe sagittale montrant la disposition de ces fibres dans la capsule interne. A : Fibres allant du lobe frontal à la protubérance et de là à l'hémisphère cérébelleux du côté opposé. B : Fibres motrices allant des circonvolutions centrales (rolandiques) au noyau facial, à la protubérance et à la moelle ; leur décussation se fait en K. C : Fibres sensitives venant des cordons postérieurs de la moelle, et passant à travers la partie postérieure du bulbe, les pédoncules, la protubérance et la capsule, pour atteindre le lobe pariétal. D : Fibres visuelles allant de la couche optique OT au lobe occipital. E : Fibres auditives allant du corps géniculé (qui reçoit un faisceau du noyau de la VIIIe paire) au lobe temporal. F : Pédoncule cérébelleux supérieur. G : Pédoncule cérébelleux moyen. H : Pédoncule cérébelleux inférieur. CN : Noyau caudé. CQ : Tubercules quadrijumeaux. VT : 4e ventricule. — Les chiffres arabes se rapportent aux nerfs crâniens.

corticale distincte, il devient évident que leur formation exige l'état normal de toute l'écorce, et même de la substance blanche sous-jacente, à travers laquelle passent les fibres d'association. Pour les mêmes raisons, il est impossible qu'une seule lésion bien limitée cause la perte de la mémoire, de l'imagination ou du jugement. Toutefois la coordination des faits et des connaissances sensorielles en série, coordination nécessaire pour leur comparaison, semble exiger des lobes frontaux sains : les lésions de ces

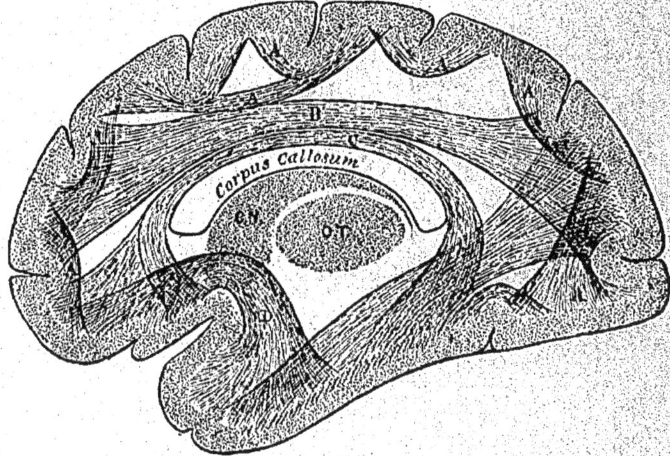

Fig. 3. Les fibres d'association dans le centre ovale. A : Entre circonvolutions adjacentes. B : Entre les lobes frontal et occipital. C : Entre les lobes frontal et temporal, (circonvolution du corps calleux). D : Entre les lobes frontal et temporal (la lésion de ces fibres produit la paraphasie). E : Entre les lobes occipital et temporal (la lésion de ces fibres produit la cécité verbale). CN : Noyau caudé. OT : Couche optique. *Corpus callosum* : Corps calleux.

lobes, surtout du lobe gauche, sont en effet constamment accompagnées d'affaiblissement intellectuel, d'apathie, de diminution de l'attention et de la volonté.

L'écorce répondant à la voûte orbitaire, au sphénoïde

et à la tente du cervelet, n'a pas de fonctions déterminées.

Pour le centre ovale, on sait qu'il est le lieu de passage des faisceaux cérébraux qui réunissent les zones corticales aux centres ganglionnaires et médullaires. D'autres fais-

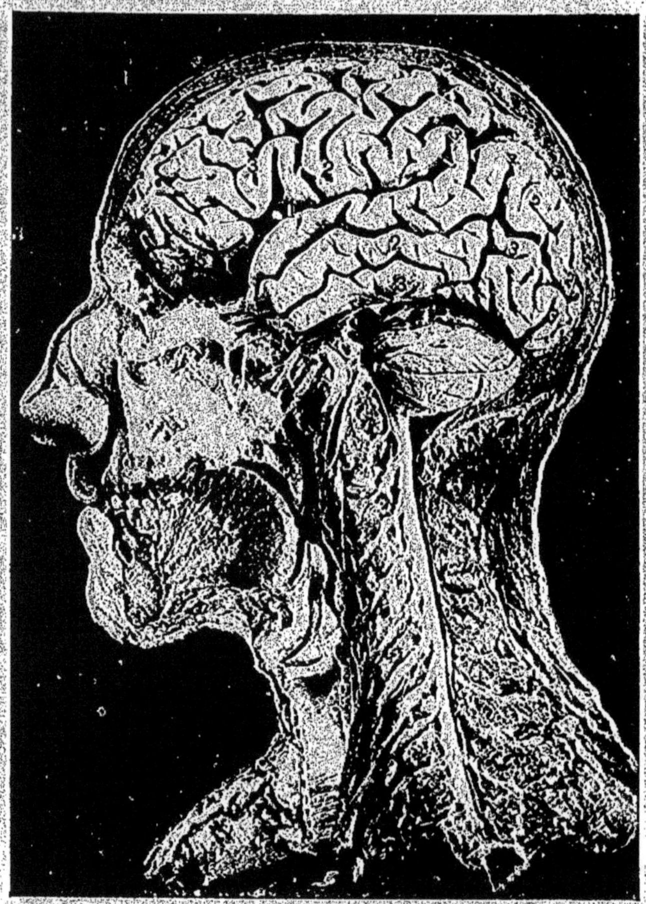

Fig. 6. — (d'après Fraser). Rapports des hémisphères cérébraux, du cervelet, des nerfs crâniens, de la moelle et de ses nerfs avec la surface crânienne. Les chiffres 1, 2, 3, 4, numérotent les diverses circonvolutions.

ceaux joignent l'un à l'autre plusieurs points de l'écorce, transforment plusieurs impressions sensorielles en une image mentale unique (fig. 5). D'autres faisceaux encore réunissent les deux hémisphères, assurant le fonctionnement à l'unisson des zones symétriques.

Les ganglions de la base, corps striés et couches optiques, sont des masses de substance grise à fonction indéterminée. Leurs lésions touchent du reste d'ordinaire les faisceaux qui passent dans la capsule interne, et arrêtant ainsi au passage les impulsions afférentes ou efférentes causent l'hémianesthésie, l'hémianopsie, l'hémiplégie (fig. 4) ; mais une lésion des ganglions qui n'atteint pas la capsule interne ne peut être diagnostiquée pendant la vie.

La protubérance, le bulbe contiennent les noyaux des nerfs crâniens qui sont paralysés par les lésions y siégeant. En outre, elles servent de lieu de passage vers la moelle des faisceaux moteurs et sensitifs, d'où, de leur part, toute une série de nouveaux symptômes possibles.

Le cervelet, siégeant dans la fosse cérébrale postérieure au-dessous de la tente gouverne l'équilibre du corps. Des troubles de la marche et les vertiges sont provoqués par ses lésions, surtout lorsque le lobe médian est atteint.

Les symptômes que nous venons d'énumérer rapidement constituent le guide à peu près unique pour préciser le siège d'une lésion. Lorsqu'ils manquent, on n'est pas plus avancé qu'on ne l'était autrefois avant de connaître les localisations cérébrales.

Cas justiciables de l'opération.

Il y a de nombreux faits où la lésion cérébrale, dont l'existence est diagnostiquée, ne peut être localisée ; dans

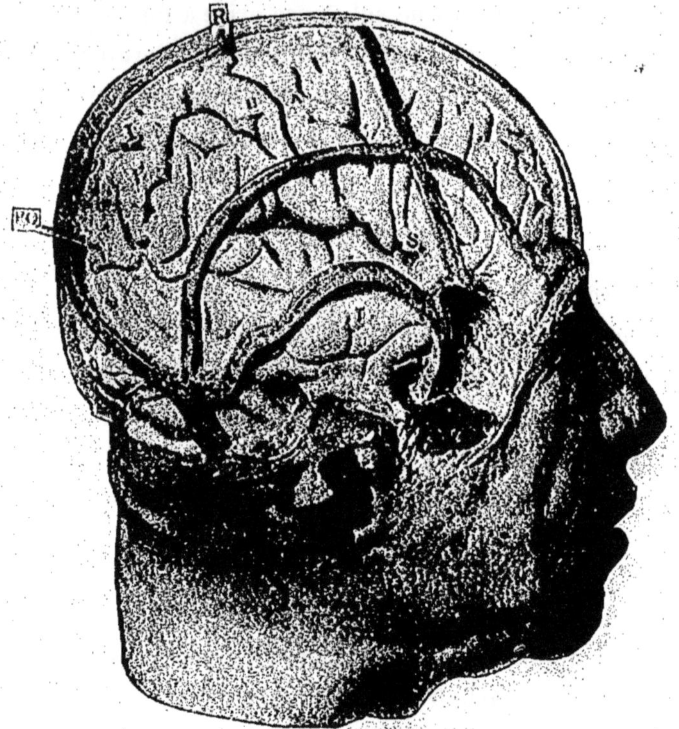

Fig. 7. — Tête montrant les rapports des sutures crâniennes avec les sillons et les circonvolutions. F : Lobe frontal. P : Lobe pariétal. T : Lobe temporal. S : Scissure de Sylvius. R : Sillon de Rolando. I : Sillon interpariétal. PO : Sillon pariéto-occipital. AB : Circonvolutions pré et post rolandiques.

d'autres cas, il est évident qu'elle siège très profondément sous l'écorce ou au niveau de la base. Le nombre de lésions cérébrales où l'on peut discuter l'intervention chirurgicale est donc limité.

Ces interventions ont été tentées dans l'épilepsie, l'idiotie, pour l'ablation de foyers sanguins, l'ouverture d'abcès, l'excision de tumeurs, la suppression de l'excès de tension (avec ou sans drainage des ventricules) et pour la guérison de la folie d'origine traumatique. Dans les chapitres sui-

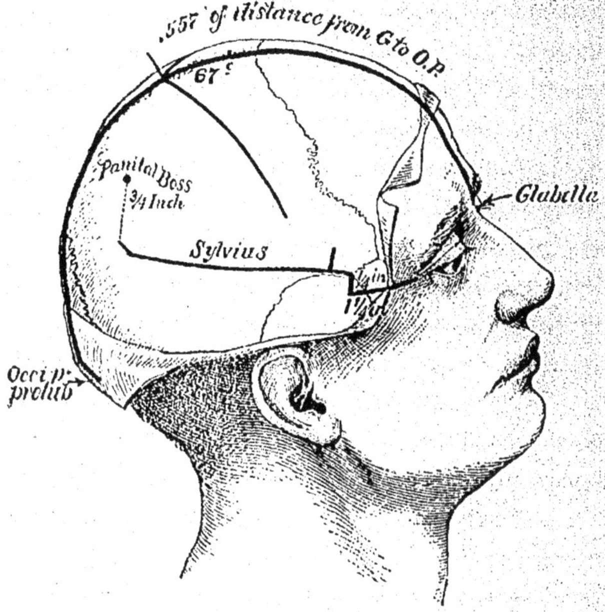

Fig. 8. — Schema montrant les mensurations à prendre pour déterminer le siège du sillon de Rollando et de la scissure de Sylvius. Les mesures sont prises en pouces de 26 millimètres.

vants nous discuterons ces diverses conditions en nous basant sur l'anatomie pathologique de l'affection considérée et sur les résultats obtenus.

Topographie crânio-cérébrale.

Pour découvrir les lésions siégeant en un point déterminé du cerveau, il faut savoir déterminer ce point par rapport aux sutures et à divers points de repères choisis sur la surface de la tête, comme sur notre figure 7, dessinée d'après une photographie prise immédiatement après la mort et due à Cunningham de Dublin (1). Beaucoup de procédés

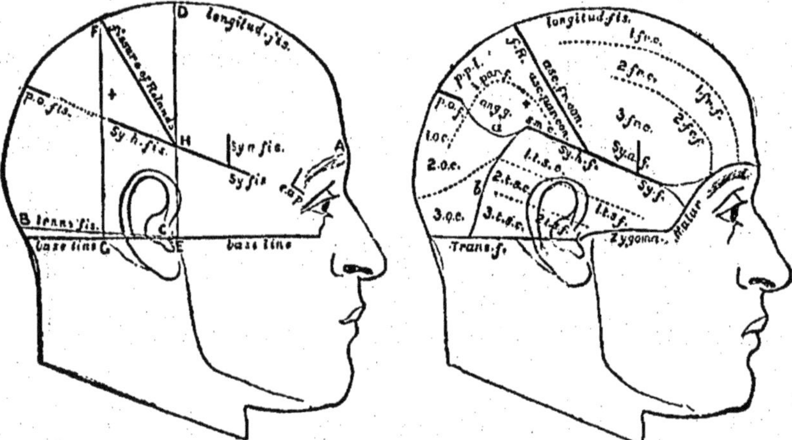

Fig. 9. — Lignes de Reid et leur rapport avec les circonvolutions principales.
Vocabulaire. Line : ligne. *Fis* : sillon ou scissure. C : circonvolution.

ont été donnés pour y arriver : Voici le plus important, dont on pourra suivre la description sur les figures 8 et 9.

Pour trouver le *sillon de Rolando*, on mènera une ligne médiane de la racine du nez à la protubérance occipitale

(1) Cunningham. Contribution to the surface anatomy of the cérébrum with a chapter upon crânio-cérébral topography by V. Horsley. *Tr. of the Royal Acad.* Dublin, 1892, t. VII, p. 358, 8 pl.

et l'on prendra les 557/1000 de cette ligne, d'avant en arrière ; le point ainsi déterminé correspond à l'extrémité supérieure du sillon. En outre le sillon fait avec la ligne médiane un angle de 67° : donc si deux règles de métal fixées l'une sur l'autre à cet angle sont placées sur la tête, avec leur point de rencontre à l'extrémité supérieure du sillon, lorsque l'une d'elles correspond à la ligne médiane, l'autre

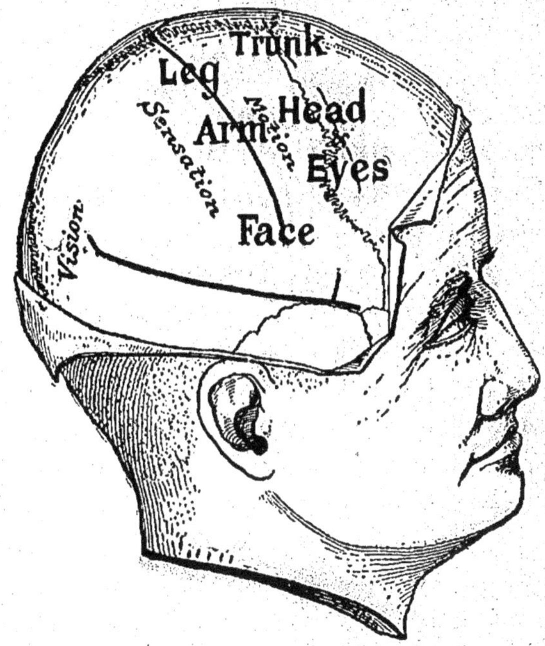

Fig. 10. — Le sillon de Rolando et la scissure de Sylvius déterminés par la méthode indiquée dans le texte. Situation des zones fonctionnelles par rapport à ces lignes. Hémisphère droit.
Vocabulaire — *Leg* : membre inférieur. *Arm* : membre supérieur. *Trunk* : tronc. *Head* : tête. *Face* : face. *Eyes* : yeux. *Sensation* : sensibilité.

correspond au sillon de Rolando qui du reste s'en écarte dans son tiers inférieur pour devenir un peu plus vertical. Le sillon a environ 2 pouces 1/2 de long.

Pour trouver la *scissure de Sylvius* on mènera une ligne basale du rebord inférieur de l'orbite au méat auditif. En construisant à cette ligne basale une parallèle partant de l'apophyse orbitaire externe du frontal, longue de un pouce 1/4 ; et en élevant à cette parallèle une perpendiculaire de 1/4 de pouce, on a, à l'extrémité de cette perpendiculaire, un premier point. Puis on cherche le sommet

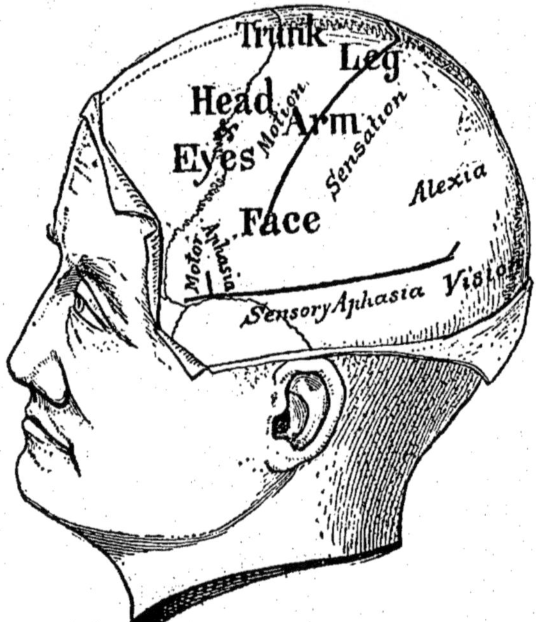

Fig. 11. — Mêmes lignes et mêmes centres que dans la figure précédente. *Vocabulaire* : Le même, plus : *Motor aphaxia* : aphasie motrice. *Sensory aphasia* : aphasie sensorielle. *Alexia* : alexie.

de l'éminence pariétale, de ce sommet à la ligne basale on mène une perpendiculaire, et sur cette perpendiculaire on détermine un point situé à 3/4 de pouce au-dessous du sommet ; c'est le second point cherché. En le réunissant au premier, on a une ligne qui correspond à la scissure de Sylvius ; l'extrémité antérieure de la scissure est à 2 pouces en arrière de l'apophyse orbitaire, et sa longueur est de 4 pouces.

Pour trouver la *scissure perpendiculaire externe*, prolonger la ligne sylvienne jusqu'à la ligne médiane ; au point de rencontre siège la scissure.

Les sillons de Rolando, les scissures de Sylvius et perpendiculaire externe ainsi déterminées, cela suffit, sans plus, pour localiser tous les points chirurgicaux de la surface cérébrale. Du reste lorsqu'on ouvre le crâne, il est nécessaire de faire toujours une fenêtre d'au moins un pouce de diamètre, et parfois de l'élargir encore : lorsqu'on opère antiseptiquement cela n'offre aucun danger et permet de préciser quels sont les sillons et les circonvolutions mis à découvert. Ajoutons qu'il est bon, avant d'inciser largement le cuir chevelu de marquer ses points de repère sur l'os avec la pointe du scalpel, pour ne point se perdre une fois le lambeau rabattu.

CHAPITRE II

LA TRÉPANATION DANS L'ÉPILEPSIE.

Les variétés de l'épilepsie. — Epilepsie jacksonienne ; forme motrice de l'attaque, forme sensorielle, forme céphalique, forme psychique. — Epilepsie traumatique. — Le traitement chirurgical de l'épilepsie ; cas personnels et choisis. — L'anatomie pathologique de l'épilepsie jacksonienne et traumatique. — Les résultats de la trépanation pour épilepsie. — Conclusion.

La trépanation dans l'épilepsie est sans doute une des plus vieilles parmi les opérations chirurgicales et le fait qu'elle donnait jadis de mauvais résultats est démontré par l'abandon dans lequel elle est tombée pendant plusieurs centaines d'années. Ce n'est du reste que depuis dix ans qu'elle est devenue rationnelle, basée qu'elle est maintenant sur les localisations cérébrales.

Les variétés de l'épilepsie.

Hughlings Jackson, le premier, distingua deux variétés d'épileptiques.

Chez les uns, les attaques commencent avec peu ou pas de prodromes, débutent par un cri, et de suite le patient perd connaissance et tombe dans des convulsions qui occupent tout le corps. Elles durent quelques minutes et sont suivies d'un sommeil profond de quelques heures. C'est là l'épilepsie idiopathique, dont la cause est inconnue.

Chez les autres, l'attaque commence par une sensation particulière dans une région donnée du corps, soit un côté de la face, soit un membre. Cette sensation est suivie de tremblements dans les muscles de la région, puis la sensation et les spasmes s'étendent de la région primitivement atteinte aux parties voisines, dans un ordre donné : par exemple du côté droit de la face au côté droit du cou, puis au bras droit et enfin à la jambe droite ; ou, dans l'ordre inverse, de la jambe au bras et à la face ; ou du bras à la face et à la jambe. Pendant l'attaque, la conscience n'est pas habituellement perdue, mais peut l'être lorsque les convulsions se généralisent. L'attaque est ordinairement suivie d'une sensation de grande faiblesse dans la région qui en a été le siège, sensation qui passe peu à peu : c'est là l'épilepsie dite jacksonienne.

Epilepsie jacksonienne.

Dès 1864 Jackson spécifia que cette forme d'épilepsie était due aux lésions des circonvolutions rolandiques ; les découvertes des physiologistes, qui de 1872 à 1880 démontrèrent que l'excitation électrique de ces circonvolutions chez les animaux produit des spasmes semblables à ceux de cette épilepsie confirmèrent l'opinion de Jackson. Enfin les faits bien observés de Charcot (1), Nothnagel,

(1) Charcot et Pitres, *Contribution à l'étude des localisations motrices dans l'écorce des hémisphères du cerveau*, Revue mensuelle, 1878, p. 801 ; 1879, p. 127 ; 1883, p. 329, 426, 641, 844.

Wernicke, Ferrier, Roland, et de moi-même (1), prouvèrent que les lésions irritatives de la région motrice de l'écorce produisent également les attaques jacksoniennes. Leur caractère, leur mode de début, leur progression dépendent uniquement du siège exact de la lésion. Si l'irritation est minime l'attaque reste limitée ; si elle est plus intense, elle s'étend aux régions adjacentes en atténuant ses effets à mesure qu'elle s'éloigne de son centre, absolument comme les rides que fait sur l'eau une pierre jetée dans un étang. L'ordre de progression des convulsions dépend donc de la situation relative des centres moteurs. Ainsi le centre du bras siégeant entre ceux de la face et de la jambe, une convulsion commençant par la face passera toujours par le bras avant d'arriver à la jambe. Jackson a bien montré que les attaques commençent d'habitude par une sensation de démangeaison ou de pesanteur dans la partie qui va se convulser : cette sensation est due à l'irritation du centre cortical tactile, dont le siège coïncide avec celui du centre cortical moteur. La parésie qui suit l'attaque est due à l'épuisement du centre moteur et coïncide souvent avec une perte incomplète de le sensibilité, due à l'épuisement parallèle du centre sensitif.

Ce qui est vrai des centres moteurs et sensitifs l'est aussi des centres sensoriels (visuel, auditif, gustatif, olfactif). Chacun de ces centres peut être irrité par une lésion qui produit des hallucinations correspondantes, suivies d'épuisement

(1) Starr, Cortical lesions of the Brain. *Am. J. of med. Sciences*, 1884, I 366 et II, 114.

et de perte du pouvoir de perception. C'est là un équivalent sensoriel de l'attaque jacksonienne, équivalent ayant la même valeur localisatrice : les attaques d'épilepsie sensorielle commençant par des sensations auditives indiquent donc une irritation des circonvolutions temporales ; celles qui débutent par des hallucinations visuelles, une irritation de la région occipitale; celles qui débutent par des hallucinations gustatives ou olfactives, une irritation de la région temporo-sphénoïdale. Ces faits sont aujourd'hui trop connus pour que nous y insistions.

Une autre forme d'attaque mérite une mention : c'est l'attaque aphasique. On a fréquemment observé qu'une attaque commençant par des convulsions du côté droit de la face peut être accompagnée d'une aphasie immédiate, qui souvent se prolonge plusieurs heures après l'attaque. Dans certains cas, cette aphasie survenant brusquement est le seul symptôme de l'attaque qui devient ainsi une attaque d'épilepsie larvée à forme aphasique. Elle est due à l'irritation puis à l'épuisement du centre de la parole (2me circonvolution frontale gauche, chez les droitiers, droite chez les gauchers). Peut-être existe-t-il aussi des attaques d'épilepsie larvée à forme auditive; je ne sache pas qu'elles aient été mentionnées.

La dernière forme d'attaque à noter est la forme psychique, consistant soit en une excitation analogue à l'excitation maniaque soit en une simple absence suivie de stupeur et de perte de la mémoire : ces phénomènes sont dus probablement à l'irritation puis à l'épuisement de l'écorce frontale, sans qu'on puisse préciser davantage.

En somme les attaques d'épilepsie jacksonienne, motrices ou sensitives, aphasiques ou psychiques ont une signification toute différente des attaques d'épilepsie essentielle ; elles notent une lésion cérébrale localisée, et peuvent servir de guide pour une intervention chirurgicale.

Cas justiciables de la trépanation.

Il est certain qu'aujourd'hui le chirurgien n'est plus, vis-à-vis d'un épileptique qu'il va trépaner, dans la situation ou eût été l'opérateur des siècles derniers. Il a pu choisir les cas où existe une lésion localisée, mettre pour ainsi dire le doigt sur cette lésion avant de prendre le bistouri, et dire si c'est un cas bon à opérer. S'agit-il du reste d'épilepsie idiopathique, il n'est pas plus avancé qu'il ne l'était autrefois.

Il est difficile de préciser d'une façon générale la proportion des cas d'épilepsie qui sont justiciables d'une opération. Je peux dire seulement que sur une série de 427 cas observés par moi, 26 présentaient des symptômes permettant de localiser, avec plus ou moins de certitude, une lésion cérébrale.

Cette lésion cérébrale peut être des plus variée : pachyméningite ou leptoméningite, soit traumatique, soit syphilitique, soit tuberculeuse ; tumeur sur ou dans l'écorce ; kystes résultant de petits foyers d'hémorrhagie ou d'une thrombose ; encéphalites ou scléroses circonscrites : la majorité de ces lésions ayant à leur origine un coup ou une chute sur la tête, ou bien une fracture du crâne avec ou sans dépression ; nous y reviendrons dans les observations ci-dessous.

Le fait que les reliquats d'un traumatisme peuvent produire des convulsions localisées lorsqu'ils siègent dans la zone motrice a naturellement fait supposer aussi que des produits de même nature, siégeant en n'importe quel autre point du cerveau, pouvaient également provoquer des attaques d'épilepsie.

Épilepsie traumatique.

Il est en tout cas de connaissance courante que quelques faits d'épilepsie essentielle sont survenus à la suite de traumatismes de la tête ou de fracture du crâne. Ces faits sont réunis sous le nom d'épilepsie traumatique, et l'on juge que le traumatisme peut y servir de guide pour localiser une intervention.

Les plaies de tête sont du reste bien plus susceptibles que celles des autres parties du corps de s'accompagner d'épilepsie ; cela est prouvé par les statistiques de la guerre franco-allemande : on y voit en effet que 8,985 plaies de tête furent suivies de 46 cas d'épilepsie et 77,461 plaies d'autres régions, de 17 épilepsies; les statistiques de la guerre de Sécession ne nous donnent pas à ce point de vue de chiffre utilisable.

Ajoutons que les plaies de tête peuvent être suivies de convulsions, soit généralisées, soit localisées: dans ce dernier cas, si le siège du traumatisme coïncide avec le siège probable de la circonvolution malade, on a pour localiser son intervention une double indication; mais si l'un et l'autre ne coïncident pas, il faut mieux suivre l'indication fonctionnelle. Ainsi, dans deux cas de Mac Burney, des fractures avec dépression avaient été suivies d'attaques commençant dans le bras, c'est-à-dire dans le tiers moyen de la zone motrice, tandis que le siège de la fracture en était distant d'au moins deux pouces. Dans l'un et l'autre cas, la trépanation démontra qu'une aiguille de la table interne allait, à distance du traumatisme extérieur, léser le centre du bras où elle avait provoqué la formation de petits kystes et l'ablation du foyer d'irritation amena la guérison. Si chez ces malades on avait suivi l'indication chirurgicale, on ne serait point tombé sur la lésion : Donc, et j'y reviens, en présence d'une indication fonctionnelle et d'une indication chirurgicale contradictoires, c'est la première qu'il faut suivre.

Dans certains cas d'épilepsie localisée, où, au point supposé malade, on n'a pas trouvé de lésion, on a déterminé avec un courant faradique modéré le centre dont l'irritation provoquait des convulsions analogues à celles de l'attaque, et on a excisé ce centre. La paralysie limitée qui en résulte disparaît peu à peu, et la suppression de l'épine irritative provoque parfois la suppression des attaques.

Il existe enfin certains cas d'épilepsie traumatique où l'attaque est générale et où il n'y a aucun symptôme localisateur : lorsqu'alors existe une fracture déprimée, il est d'usage de trépaner en ce point : parfois on trouve des lésions des méninges et du cerveau, et la guérison peut suivre l'intervention; plus souvent on ne trouve rien et on n'obtient aucun résultat. Somme toute, dans ce groupe de faits, l'intervention est purement exploratrice.

Les dangers de la trépanation.

Les cas d'épilepsie où la trépanation a été tentée sont aujourd'hui très nombreux. Depuis 4 ans, plus de 400 ont été publiés avec un très petit nombre de mort. Laurent en a réuni 102 avec les résultats suivants : 54 guéris, 20 améliorés, 17 non améliorés, 2 aggravés, 7 morts. Agnew, de son côté, a réuni 57 cas distincts des précédents : 4 guéris, 32 améliorés, 9 non améliorés, 4 à résultat inconnu, 4 morts.

Dans ce volume, je m'appuie sur 42 cas : 13 guéris, 11 améliorés, 15 non améliorés, 3 morts. De ces 42 cas, 13 me sont personnels.

Ces statistiques démontrent largement la bénignité de l'intervention. Le pourcentage de la mortalité y est en effet seulement de 7 0/0.

Il m'a donc semblé superflu de réunir un nombre très considérable de cas. Je n'ai donné avec détails que ceux qui me sont personnels; les 30 autres que j'y ai joint, résumés en quelques mots, ont été choisis tous dans les périodiques américains. Dans certains, les symptômes fonctionnels permirent de localiser sans hésitation la lésion cérébrale ; dans d'autres, une cicatrice du cuir chevelu ou une fracture déprimée a été prise comme guide. La majorité de ces cas était d'origine traumatique.

Cas d'épilepsie traités par trépanation.

CAS I. — *Traumatisme. Convulsions de la main droite. Aiguille osseuse dans la région motrice. Kyste piemérien. Guérison.*

A. B., âgé de 18 ans, avait toujours été en parfaite santé, lorsqu'en avril 1891, il fut frappé sur la région pariétale gauche par une volumineuse pièce de bois qui lui fractura le crâne. Il fut porté à l'hôpital, et là, traité pendant plusieurs semaines, mais non trépané. Trois semaines après le traumatisme, il commença à souffrir d'attaques qui continuèrent avec les mêmes caractères jusqu'au jour de l'opération, le 9 novembre 1892. Ces attaques commençaient par une sensation de pesanteur qui, partant de la main droite, s'étendait au bras, puis à l'épaule, puis descendait dans le tronc et la jambe. Quelques instants après commençaient les convulsions de la main, qui s'étendaient peu à peu jusqu'à l'épaule, ne gagnant jamais la face ni le membre inférieur. Pas de perte de connaissance. Les attaques duraient à peu près une minute, et étaient suivies pendant un certain temps de faiblesse dans le bras; jamais de troubles de langage. Entre les attaques, ni paralysie ni anesthésie ; pas de céphalée, vision bonne.

L'examen de la tête montra l'existence d'une dépression d'un pouce de long environ, parallèle à la ligne médiane, située à peu près à un pouce à sa gauche et placée en avant du vertex. Cette cicatrice siégeait au niveau de la 1re circonvolution frontale. Une seconde sous-jacente correspondait au centre de la main. C'est sur cette dernière qu'on décida de trépaner. L'opération fut faite le 9 novembre 1892 par Mc Burney.

En essayant de décoller le périoste, on s'aperçut qu'il était très adhérent à une fissure passant juste en avant de la jonction des tiers moyens et inférieur au sillon de Rolando. Il y avait bien évidemment eu là une fracture du crâne qu'on n'avait pas senti à travers le cuir chevelu. Couronne de trépan de 1 pouce 1/4 au niveau du centre de la main (fig. 12).

En enlevant la rondelle, on constata que la dure-mère lui était très adhérente, et qu'elle était pénétrée par une esquille osseuse de un pouce de long et de 3/4 de pouce de large. Cette esquille était en partie en dehors, en partie en dedans de la méninge qu'elle avait manifestement perforée au moment du traumatisme et qui à ce niveau avait 1/10 de pouce d'épaisseur. L'esquille fut enlevée, ainsi qu'une masse de tissu conjonctif adhérente à son extrémité profonde et formant la paroi externe d'un kyste, dont s'échappa un drachme

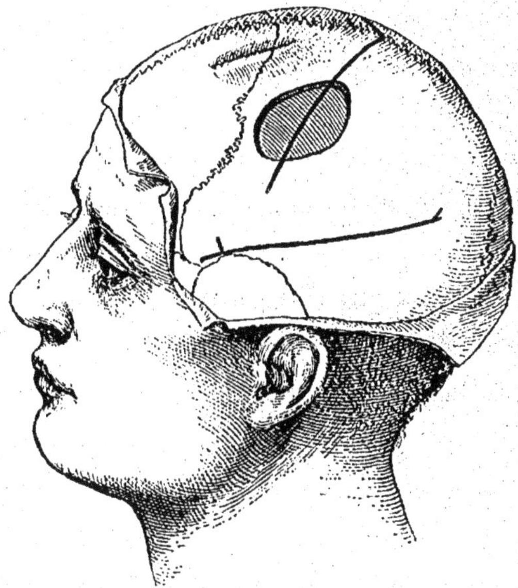

Fig. 12. — Siège de l'ouverture crânienne dans le cas I. On voit aussi sur cette figure le siège de la fracture.

de liquide clair. La déchirure d'un vaisseau pie-mérien donna au moment de l'ablation de la paroi du kyste, une hémorrhagie considérable. Le cerveau paraissait normal, la pie-mère un peu œdématiée ; la rondelle ne fut pas replacée; la plaie fut suturée et guérit en une semaine par 1re intention.

L'esquille était placée de manière à irriter le centre de la main.

L'opéré eut deux petites attaques après l'intervention, puis il n'en a plus eu jusqu'en mai 1893, et parait en excellent état.

CAS II. — *Traumatisme. Convulsions de la main droite. Kyste enlevé. Guérison pendant six mois. Récidive. Nouvelle trépanation. Guérison.*

Garçon de 14 ans, ayant fait à l'âge de 4 ans une chute avec fracture du crâne sur la suture coronale gauche. A la suite de cet accident, hémiplégie droite, avec hémianesthésie partielle droite, sans aphasie ; il persiste encore quelques traces de son hémiplégie. A 12 ans 1/2, il fit une seconde chute sur la tête, et bientôt après commença à avoir ses attaques. Elles débutaient par une démangeaison et un spasme de la main droite, qui s'étendaient au bras, puis à la jambe. La face était très rarement atteinte, mais parfois il y avait rotation de la tête à droite. Pas de perte de connaissance. L'attaque durait une minute et était suivie d'une légère faiblesse du bras et de la jambe. Il a eu jusqu'à 6 attaques en un jour. Intelligence vive, pas de céphalalgie.

Traces de l'ancienne fracture au niveau de la 1re circonvolution frontale, certainement en avant du centre du bras situé à 1 pouce 1/2 en arrière. C'est cependant en ce dernier point qu'après insuccès du traitement médical, Mc Burney trépana, le 30 janvier 1892, à Roosevelt Hospital.

On trouva la dure-mère adhérente à l'os, sans battements. En la disséquant, on la trouva également adhérente à la pie-mère, épaissie et opaque. En divisant la pie-mère on ouvrit un kyste sus-jacent à la surface cérébrale, et qui contenait environ un drachme de liquide clair. Les parois du kyste, qui siégeait en outre dans la pie-mère, furent réséquées, et l'on constata que le sclérose pie-mérienne s'étendait en haut et en avant, du côté de la cicatrice. L'ouverture osseuse fut donc agrandie jusqu'à ce point où l'on trouva un nouveau kyste qui contenait 2 drachmes de liquide environ, et dont les parois furent réséquées, comme celles du premier. Le cerveau au-dessous des kystes était déprimé tout en présentant ses battements normaux, jaunâtre, et le nombre des vaisseaux capillaires de sa surface plutôt augmenté. Guérison par première intention.

De l'opération à avril 92 il n'y eut pas d'attaques, mais alors elles reparurent, et le malade étant venu me voir, je constatai une collection de pus sous le cuir chevelu au niveau de l'ouverture osseuse. Ce pus fut évacué, et la petite cavité guérit sans difficulté. De cette date à août 92 pas d'attaques.

Alors elles revinrent encore une fois, augmentant de fréquence jusqu'en décembre où elles se reproduisirent 3 ou 4 fois par jour. Elles commençaient par un fourmillement et un tiraillement de la main droite, qui s'étendait au bras et à l'épaule, puis à la jambe, bras et jambe étant le siège de contractions pendant 4 à 15 minutes. A la suite des attaques le bras et la jambe étaient légèrement parésiés ; la face n'était jamais prise, jamais de perte de connaissance. L'emploi des bromures n'ayant eu aucun résultat, le Dr Mc Burney

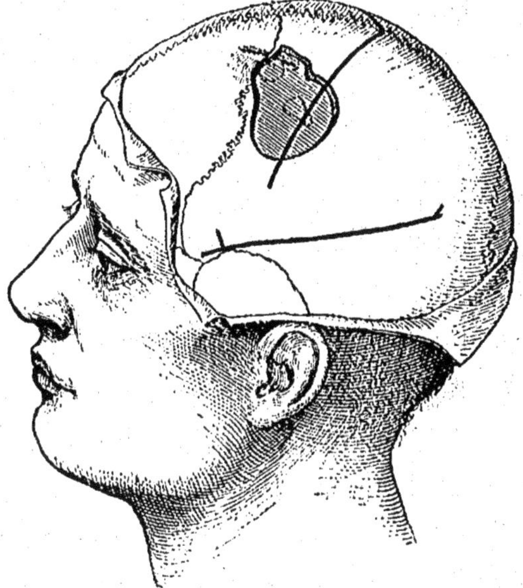

Fig. 13. — Siège de l'ouverture dans le cas II.

opéra de nouveau le 7 janvier 1893 ; après avoir rasé la tête, on constata que le cuir chevelu n'était pas déprimé au niveau de la perte de substance osseuse, les battements cérébraux étaient appréciables au palper en ce point correspondant au centre du bras. Les parties molles étaient très indurées et pour ne pas les inciser directement, on fit une incision semi-lunaire, à sommet passant un peu plus à gauche de la ligne médiane que celles de l'incision précédente ; par dissection on décolla le lambeau de l'os sain jusqu'au niveau de l'ancienne trépanation, où le cuir chevelu fut soigneusement séparé du tissu cicatriciel. Puis on tailla au ciseau dans l'os une ouverture triangulaire de 1 pouce 1/2 de long et de 3/4 de pouce de large; il était très adhérent à la dure-mère, et celle-ci très épaisse et adhérente à la pie-mère qui ne formait avec la surface cérébrale qu'une seule nappe de tissu conjonctif. La palpation du cerveau ayant donné une sensation nette de fluctuation, une ponction fut faite avec une aiguille hypodermique et ramena une petite quantité de liquide séreux clair d'une cavité située à un demi pouce au-dessous de la surface. Cette cavité fut ouverte par une incision; le tissu cérébral traversé pour arriver jusqu'à elle n'avait pas son aspect normal; la substance blanche se distinguait mal de la substance grise et celle-ci était transformée en tissu cicatriciel dont un fragment, de un pouce de long sur un demi pouce de large, fut enlevé (1). Une seconde ponction faite un pouce plus avant révéla la présence d'un autre kyste, qui fut également ouvert et vidé. L'excision de tissu cérébral avait provoqué une hémorrhagie abondante, mais on avait constaté que les bords de la perte de substance ainsi créé avaient l'aspect sain, et qu'on y distinguait bien la substance blanche de la grise. Bourrage à la gaze iodoformée et pansement antiseptique.

Le lendemain, l'opéré était en parfait état, sans paralysie, ni anesthésie; la plaie guérit en deux semaines; deux attaques jusqu'en mars 1893.

CAS III. — *Traumatisme. Convulsions généralisées commençant dans le bras gauche: esquille osseuse enlevée du cortex sclérosé. Guérison, puis récidive des attaques.*

A. G. homme, 24 ans. En avril 1888, fracture du crâne, à peu près à la partie moyenne de la suture coronale. Cet accident fut suivi de fièvre et de délire pendant six semaines, puis de guérison progressive. Trois ans après l'accident, le blessé commença à avoir des convulsions, dont il souffrit avec des intervalles de répit jusqu'en avril 1892, époque où il vient nous voir. Les attaques commencent par un mouvement involontaire du bras gauche, une sensation de pesanteur dans la main gauche et une rotation de la tête vers la gauche, puis le malade perd connaissance et les convulsions se gé-

(1) Voir examen microscopique par le Dr Van Gieson, p. 71.

néralisent. Il a eu jusqu'à deux attaques par jour, et le plus long répit, pendant la dernière année, a été de deux semaines. Trois attaques en mars 1892. Il est très hébété, et des larges doses de bromure de potassium ont diminué, mais non supprimé les attaques.

Opération faite par le Dr Mc Burney le 2 avril 1892. Le crâne est ouvert au niveau de la fracture, correspondant au centre du bras du côté droit (fig. 14). On trouve la table externe fracturée et une petite pointe osseuse piquée dans la dure-mère. Celle-ci est très

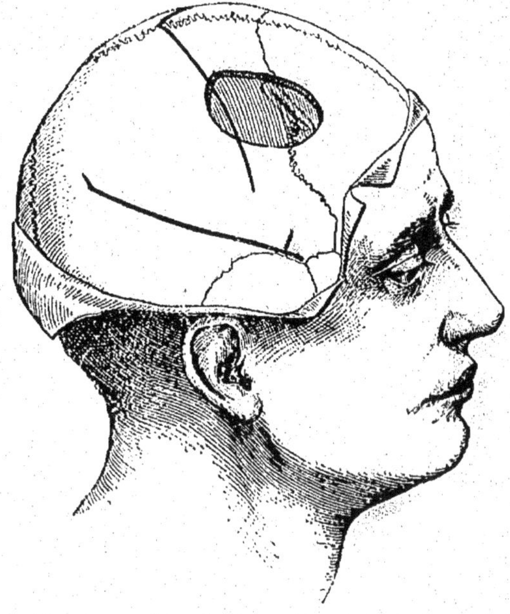

Fig. 14. — Siège de l'ouverture dans le cas III.

épaissie, la pie-mère et le cerveau œdématiés et jaunâtres. Les battements cérébraux sont plus intenses autour de la zône décolorée qu'à son niveau. La zône décolorée se déprime à la pression, et le doigt a la sensation qu'elle recouvre un kyste, mais des ponctions dans toutes les directions avec une aiguille hypodermique ne permettent pas de le découvrir. On résèque une partie de l'écorce altérée. Elle fut examinée par le Dr Gilson qui constata que la pointe osseuse, seulement formée de f.nes trabécules osseuses, devait être le débris d'une épine beaucoup plus volumineuse ; la substance cérébrale très altérée contenait beaucoup de cellules névrogliques. Le fragment cérébral, contenait dans sa 3e couche de très volumineuses cellules ganglionnaires, paraissait provenir de la portion motrice de l'écorce.

Pas de paralysie : départ de l'hôpital trois semaines après ; l'état mental était très amélioré et il n'y avait pas eu de nouvelle attaque, mais elles revinrent peu après le départ de l'hôpital, et à partir de l'été jusqu'à aujourd'hui ont été plus fréquentes et plus graves que jamais.

CAS IV. — *Traumatisme. Convulsions du membre inférieur droit, trépanation, mort.*

A. D. homme, âgé de 30 ans a été en parfait état jusqu'à une chute qu'il fit en 1888. Il tomba sur la tête du côté gauche près du

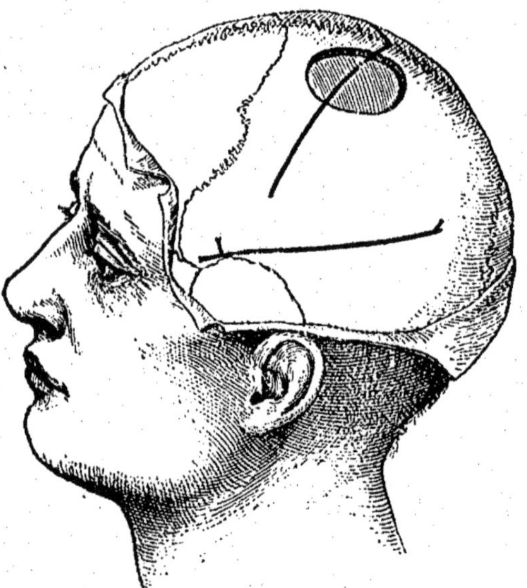

Fig. 15. — Siège de l'ouverture dans le cas IV.

vertex ; il ne reste du reste pas trace de ce traumatisme. Depuis, il a commencé à avoir des attaques qui commencent par un spasme de la jambe droite qui frappe à terre, après quoi le malade se soulève de sa chaise s'il est assis puis se tourne à droite, ou s'il est debout se tourne de suite à droite, puis perd connaissance et l'attaque se généralise. Ces attaques sont devenues très fréquentes pendant les deux dernières années, et le patient en avait jusqu'à six par jour lorsque je le vis pour la première fois, sur la demande du Dr Weir.

Le 17 janvier 1890, trépanation par le Dr Weir. L'ouverture fut faite sur le tiers supérieur de la région motrice, au niveau du centre du membre inférieur. Le crâne était exceptionnellement épais, mais on ne trouva pas trace de fracture. On découvrit de petites taches blanches semblables à des tubercules miliaires sur la pie-mère, au niveau de la zone motrice de la jambe, dans sa partie située sur la face interne de l'hémisphère. La dure-mère n'était ni épaissie ni adhérente. La densité du crâne rendit l'opération fort longue, l'hémorrhagie considérable, et le patient mourut de shock.

CAS V. — *Epilepsie traumatique. Hémiplégie avec athétose. Ablation d'un kyste sous-cortical. Guérison.*

H. L. J., âgé de 12 ans, fut en bonne santé jusqu'à l'âge de 12 ans où il fit sur la tête une chute qui fut suivie de convulsions qui durèrent 11 heures ; lorsqu'elles disparurent, on constata qu'il était hémiplégique du côté droit, et aphasique. Il s'améliora un peu pendant l'année suivante, mais la paralysie n'a jamais disparu, la parole est lente et l'intelligence peu développée. Pendant plusieurs années à la suite de l'accident, il fut sujet à des attaques légères, analogues à des attaques de petit mal : il a eu, il y a deux ans, sa première attaque de grand mal, qui depuis a récidivé plusieurs fois. Les attaques commencent par un spasme des yeux et de la tête, un peu plus marqué à droite qu'à gauche, puis survient la perte de connaissance.

J'examinai ce malade le 22 novembre 1892. Hémiparésie droite avec athétose de la main, la paralysie étant plus intense dans la main qu'à la face ou à la jambe. État mental très défectueux ; compréhension pénible, parole lente sans qu'il y ait d'aphasie. Pas de troubles de la sensibilité dans les membres paralysés.

Le diagnostic porté fut celui d'hémorrhagie traumatique ou de kyste cortical siégeant plus particulièrement au niveau du centre du bras.

Le 2 décembre 1892, le Dr Mc Burney, à Roosevelt Hospital, fit sur ce centre une ouverture de 1 pouce 1/2 de diamètre (fig. 16). Os et dure-mère normaux. En examinant le cerveau on vit que le sillon de Rolando croisait l'orifice ; l'écorce paraissait saine, mais le palper fit supposer une collection liquide, que l'aiguille hypodermique rencontra à 3/4 de pouce au-dessous de la surface et dont elle tira

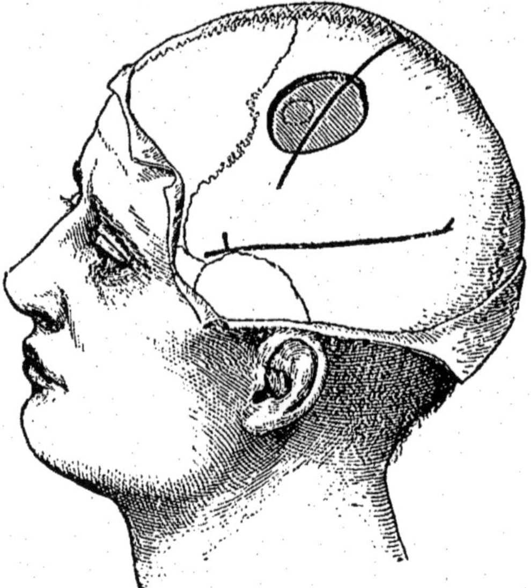

Fig. 16. — Siège de l'ouverture dans le cas V.

environ un drachme de liquide séreux clair. Une incision à travers la circonvolution frontale ascendante ouvrit la cavité où fut placé un petit fragment de drain rouge. La dure-mère fut remise en place mais non suturée ; de même le cuir chevelu au niveau de la partie cérébrale mise à nu.

Le lendemain, la motricité ne s'était pas modifiée ; l'athétose avait disparu et la main droite, jusqu'au poignet, était insensible au toucher, à la température, à la douleur, et avait perdu le sens musculaire. Une semaine après, cette anesthésie persistait encore, très diminuée ; il y avait eu deux attaques de petit mal. Plaie guérie.

Le malade n'a pas eu de nouvelle attaque jusqu'en mars 1893, et son état mental s'est certainement amélioré ; pas de récidive de l'athétose.

Cas VI. — *Traumatisme. Spasmes de la face. Aphasie temporaire. Trépanation. Cicatrice cérébrale. Guérison. Récidive des attaques.*

J. R., âgé de 40 ans ; en août 1889, à la suite d'un coup sur la tempe gauche, fracture du crâne. Lorsque le blessé reprit connaissance, on constata qu'il était paralysé du côté droit et aphasique. Pendant les six mois suivants, l'hémiplégie s'améliora notablement et l'aphasie beaucoup moins. A peu près un an après l'accident débutèrent les attaques ; quelques-unes furent d'abord généralisées, avec perte de connaissance, puis elles se localisèrent, et le sont resté depuis deux ans ; elles ont du reste progressivement augmenté de fréquence, et au mois de décembre 1892, lorsque je le vis, revenaient plusieurs fois par semaine. Elles débutaient par un spasme des muscles de la face du côté droit, avec déviation des yeux à droite, puis s'étendaient au côté droit du cou, au bras et à la main droite. Pendant l'attaque, le malade ne perdait pas connaissance, mais ne pouvait parler, et ressentait une démangeaison dans la face et la bouche ; après l'attaque il restait affaibli, et ne pouvait marcher aussi bien qu'avant.

A l'examen, le 10 décembre 1892, je constatai une légère parésie du côté droit de la face, sans déviation de la jambe, et une légère faiblesse du bras droit ; pas de troubles de la sensibilité ; réflexes exagérés du côté droit. R. comprenait parfaitement ce qu'on disait mais ses réponses étaient lentes, et sa parole imparfaite ; il disait lui-même ne pas s'exprimer aussi bien qu'autrefois. Pas de céphalée mais sensibilité de la région temporale gauche. Au palper on reconnaissait nettement une fracture déprimée à deux pouces au-dessus du niveau de la scissure de Sylvius et se terminant en arrière, un pouce au-dessous du niveau du centre moteur de la face.

Je pensai qu'au dessous de la fracture s'était produit de la pachyméningite, peut-être un kyste, comme reste d'une ancienne hémorrhagie et qu'une opération pouvait avoir quelque résultat. Elle fut faite le 19 décembre 1892 a « Presbyterian Hospital » par le Dr Briddon. Une petite couronne de trépan fut appliquée sur le centre moteur de la face et une autre plus large, un pouce au-dessous, au niveau de la circonvolution de Brocca ; le pont osseux intermédiaire fut enlevé avec la pince emporte-pièce, et l'ouverture agrandie de tous les côtés, de manière à atteindre 2 pouces 1/2 sur 2 pouces (fig. 17). Après ablation de l'os on constata une induration marquée de la dure-mère, surtout au niveau du centre de la face ; en l'incisant on la trouva trois fois plus épaisse que normalement et largement adhérente à la pie-mère ; on l'en disséqua soigneusement. La pie-mère elle-même était adhérente au cerveau, et œdématiée.

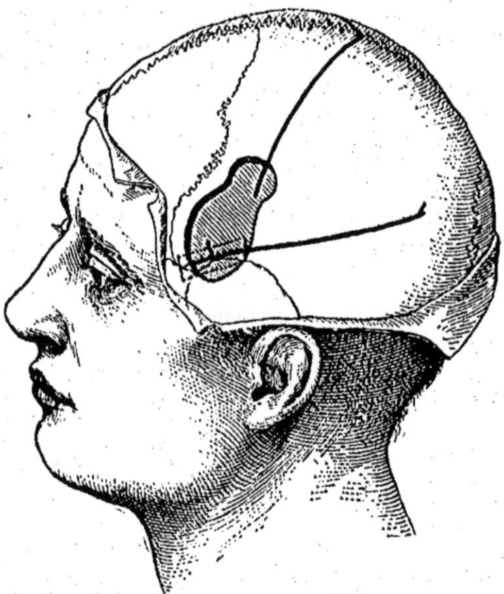

Fig. 17. — Siège de l'ouverture dans le cas VI.

L'écorce cérébrale, à la partie inférieure de la frontale ascendante avait l'aspect cicatriciel ; il s'agissait certainement d'un reste d'hémorrhagie sous pie-mérienne. La pie-mère avait du reste une ligne d'épaisseur, et la substance grise était si amincie qu'on trouva dès la surface la substance blanche. Cette altération s'étendait en avant au-dessous du siège de la fracture, occupant une surface d'environ 1/2 pouce de large sur un pouce de long, juste au-dessus de la scissure de Sylvius. L'adhérence entre la dure-mère et la pie-mère fut détruite avec le manche du scalpel, mais à cause de l'abondance de l'hémorrhagie on n'enleva pas la partie altérée de la pie-mère et du cerveau. La plaie fut fermée de suite et guérit par première intention en dix jours.

Pendant les deux mois suivants il y eut deux petites attaques et le patient se plaignit d'un peu de raideur dans les mouvements du maxillaire. Du reste les lésions trouvées enlevaient tout espoir de guérison.

CAS VII. — *Epilepsie traumatique. Trépanation sans résultat.*

Homme âgé de 23 ans. Il y a quatre ans, chute sur le crâne, à droite de la ligne médiane, un peu en avant du sillon de Rolando.

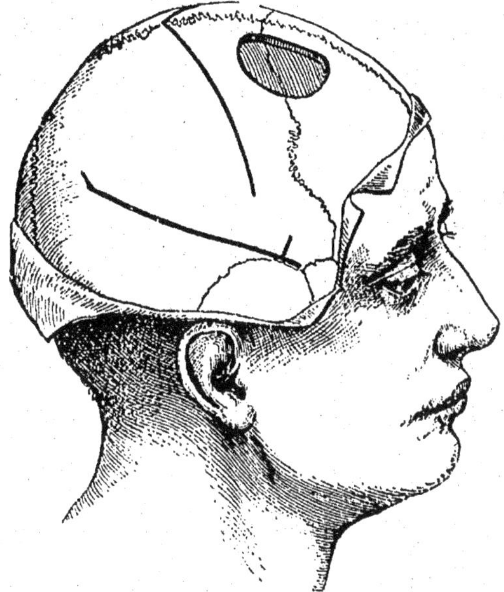

Fig. 18. — Siège de l'ouverture dans le cas VII.

A la suite de ce traumatisme se produisirent des attaques épileptiformes, avec aura visuel (lueur verte devant les yeux). Ces attaques étaient généralisées, avec perte de connaissance. Parfois, en outre attaques de petit mal. Aucun trouble moteur ou sensitif. Trépanation le 10 juin 1892 par le Dr Mc Burney au niveau du siège de la fracture. Dépression de la table externe, pas de lésion de la table interne (fig. 18). Dure-mère, pie-mère, cerveau d'aspect normal. Départ au bout de 15 jours. En octobre 1892 je revois le malade, qui a eu 4 attaques en 4 mois.

CAS VIII. — *Épilepsie traumatique. Spasme de la main droite. Trépanation. Amélioration. Rechute. Mort.*

P. B. C. homme, âgé de 30 ans, fut frappé en avril 1890, par un sac de sable, sur le côté gauche de la tête, et transporté à « Roosevelt

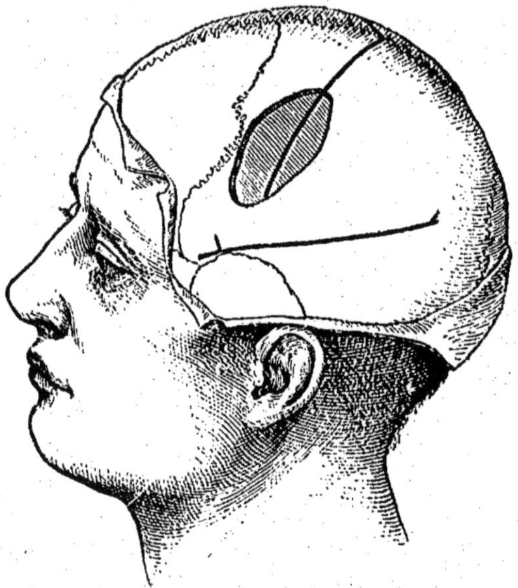

Fig. 19. — Siège de l'ouverture dans le cas VIII.

Hospital » où il resta douze jours sans connaissance. Pas de fracture du crâne. Rétablissement progressif et départ de l'hôpital en juillet. Le 23 juillet, deux attaques. Chacune commençait par des fourmillements et des mouvements de la main droite puis gagnait la face, qui se déviait à droite, pendant que la bouche s'ouvrait et se fermait, et que survenait de l'aphasie. Ces attaques duraient 4 minutes. D'autres se produisirent en août, septembre et octobre ; elles furent analogues, sauf deux fois où il y eut perte de connaissance pendant quelques minutes. En octobre 1890, en examinant ce malade, on ne trouva ni déformation du crâne, ni hémiplégie. Il parlait d'une façon lente et nette, mais avec un peu d'hésitation dans le choix des mots, hésitation qu'il disait avoir toujours eue. Disques et pupilles normaux. Il fut traité par le bromure et la belladone, et jusqu'en mars 1891, n'eut pas d'attaque. En mars et juin une forte attaque et trois petites par mois. Chacune fut suivie d'une gêne manifeste de la parole, la lenteur déjà notée persistant d'autre part toujours : main droite à la pression 100 contre 110 pour la gauche. Ouïe $\frac{10}{100}$ et vue $\frac{18}{100}$, (moyenne de sept expériences).

On diagnostique une petite hémorrhagie siégeant sur l'écorce. En juin 1891 le Dr Mc Burney fait sur le centre du bras une ouverture s'étendant en avant sur les centres de la face et du langage. Pas trace de fracture ; dure-mère et cerveau normaux. La plaie guérit parfaitement et l'orifice crânien se remplit d'une membrane conjonctive dense, que le doigt ne pouvait déprimer. Deux attaques entre juin et décembre, analogues aux attaques préopératoires, parole toujours lente. En 1892, les attaques devinrent plus fréquentes, il survint de violents maux de tête et de la névrite optique. Mort en novembre. Il est probable qu'il y avait dans ce cas une petite tumeur sous corticale, qui ne fut pas découverte lors de l'opération, et qui causa la mort par son accroissement ; le malade avait été perdu de vue après décembre 1891.

Cas IX. — *Traumatisme. Spasmes de la main gauche. Kyste évacué. Récidive des attaques.*

Un enfant de 3 ans avait fait une chute sur le côté droit de la tête, et trois mois plus tard étaient survenues des convulsions du bras gauche qui d'abord rares, finirent par se reproduire jusqu'à 7 fois par jour. Bras légèrement affaibli. Perte de substance osseuse au milieu de la région pariétale droite. On décide une trépanation exploratrice qui est faite par le Dr Poore, en octobre 1889, à St-Mary's Hospital. En découvrant l'os, on trouve un trou triangulaire, comblé par du tissu conjonctif dense (fig. 20). Au-dessous de cette membrane était un kyste qui fut vidé ; cette évacuation ayant provoqué un shock marqué, on arrêta là l'opération. L'enfant se rétablit bien et n'eut pas d'attaques pendant un an ; le bras reprit sa force. Mais alors, les attaques recommencèrent. Il est probable que le kyste s'est rempli de nouveau et qu'une nouvelle opération sera nécessaire.

CAS X. — *Traumatisme. Fracture avec dépression. Attaques commençant par rotation de la tête. Trépanation. Guérison. Récidive.*

P. M. homme de 21 ans, se fit à l'âge de 7 ans une fracture étendue du pariétal gauche et des os frontaux, qui fut immédiatement suivie d'hémiplégie droite et d'aphasie. Ces phénomènes durèrent un an. A 14 ans commencèrent des attaques épileptiformes généralisées, commençant toujours par la rotation de la tête à droite, et

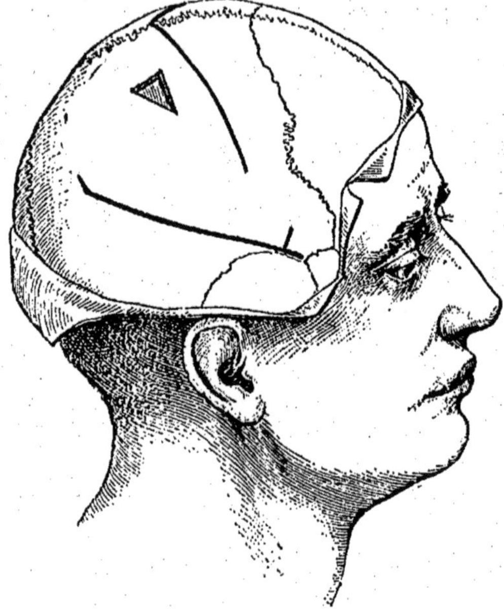

Fig. 20. — Siège de la perte de substance osseuse dans le cas IX.

suivies de perte de connaissance. Pendant les sept années qui se sont écoulées depuis cette époque, ces attaques ont continué, parfois jusqu'au nombre de 4 par jour, mais sous l'influence du bromure s'espaçant jusqu'à ne revenir qu'une fois en 3 semaines. Le développement intellectuel s'est mal fait. Le sujet n'a pas de volonté, est irritable, querelleur ; il ne peut parler et écrire que sur les choses les plus simples.

En octobre 1892, on constata que le côté droit était moins développé et plus faible que le gauche. Le langage était exact, mais hésitant.

Fracture déprimée du frontal et du pariétal gauche à la jonction de la 3e frontale et de la frontale ascendante.

Le 18 octobre 1892, trépanation par le Dr Hartley, à Roosevelt Hospital. En soulevant le cuir chevelu on trouva deux dépressions osseuses profondes séparées par un fossé angulaire; ces lésions siégeaient en avant du tiers inférieur du sillon des Rolando. Le crâne était très épaissi; l'os fut enlevé sur une surface de 2 pouces 1/2 carré; il exerçait manifestement une pression considérable

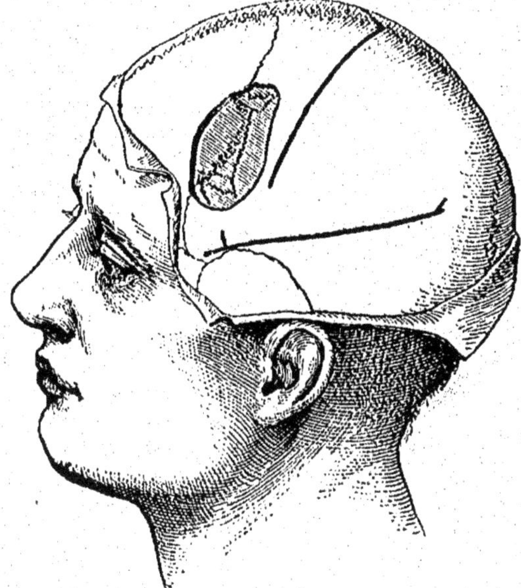

Fig. 21. — Siège de l'ouverture dans le cas X.

sur les parties sous-jacentes; de plus il était adhérent à la dure-mère, et l'on constata en divisant et rabattant celle-ci qu'elle était de son côté adhérente à la pie-mère, qui, épaissie et formant une couche conjonctive blanchâtre sur le cerveau, contenait une quantité anormale de capillaires et adhérait au cortex rougeâtre et d'aspect cicatriciel à sa surface. Le cerveau battait normalement. Une ponction ne découvrit pas de kyste.

La plaie fermée guérit par première intention, et le malade quitta l'hôpital au bout de 8 jours. Il eut une attaque en décembre 1892 et pas d'autre jusqu'en mars 1893 quoiqu'il en eut ou quatre dans la semaine précédant l'opération. Etat mental certainement très amélioré.

CAS XI. — *Traumatisme. Spasmes du bras droit. Trépanation. Guérison, puis retour des attaques.*

E. W., garçon de 11 ans, avait eu une excellente santé jusqu'en janvier 1890, époque où il tomba sur la région pariétale gauche, en se coupant le cuir chevelu, mais sans se fracturer le crâne. Cette région resta sensible pendant plusieurs semaines à la suite de l'accident, et depuis il y eut à son niveau des douleurs à différentes reprises. Peu après la chute survinrent des attaques épileptiformes, dont la fréquence augmenta peu à peu, sans changer de caractère. Les doigts et le pouce de la main droite se fermaient et ce dernier était le siège de tressaillements ; puis le bras se fléchissait et tremblait, la main était portée à la face par contraction des muscles de l'épaule, le côté droit de la face commençait à tressaillir et se tournait légèrement vers la droite. A ce moment (les attaques survenaient toujours pendant le sommeil) l'enfant commençait à s'éveiller, sentait une légère pesanteur dans la joue et les convulsions cessaient. Jamais elles ne se sont étendues à la jambe, ni aux muscles de l'autre côté du corps. Jamais les attaques ne survenaient pendant le jour, ou lorsque l'enfant était réveillé, mais parfois il s'en produisait jusqu'à six en une nuit.

En février 1892, on ne constate aucun trouble ni de la motilité ni de la sensibilité. L'état mental est parfait, les yeux sont normaux et le petit malade ne se plaint absolument de rien.

Ce n'en était pas moins un cas d'epilepsie jacksonnienne absolument nette.

La trépanation fut faite par le Dr Mc Burney, le 25 février 1892, à St Lukes Hospital. L'ouverture faite eut 2 pouces sur 1 1/2, et siégeait à la partie moyenne du sillon de Rolando en découvrant les circonvolutions adjacentes. On trouva l'os normal, la dure-mère adhérente à lui et contenant une petite plaque de tissu conjonctif blanchâtre. La dure-mère n'était pas adhérente à la pie-mère et le cerveau paraissait absolument normal. Pas de kyste ni de trace d'hémorrhagie. La plaie fut fermée, et en quinze jours l'opéré fut tout à fait rétabli.

En mars, il y eut six petites attaques, limitées à la face. En avril, une attaque, en juin, deux attaques. D'août à octobre s'installèrent des attaques de forme tout à fait nouvelle et d'apparence somnambulique ; d'abord rares, elles arrivèrent à se répéter 3 et 4 fois par nuit ; elles pouvaient être provoquées en troublant le sommeil, soit en faisant du bruit dans sa chambre, soit en frappant légèrement l'enfant. Alors ses yeux se fermaient fortement pendant un instant puis s'ouvraient, et se tournaient de tous côtés, sans qu'il reconnut

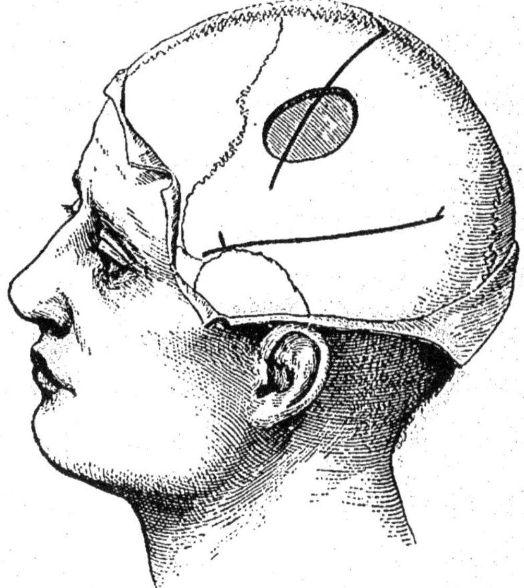

Fig. 22. — Siège de l'ouverture dans le cas XI.

les personnes présentes ou répondit aux questions qu'on lui adressait. Puis ses lèvres frémissaient légèrement comme s'il voulait siffler, sa bouche s'ouvrait lentement et restait ouverte pendant quelques secondes. Enfin il semblait faire des efforts pour se lever dans son lit, et quelquefois arrivait à se mettre à genoux ; jamais du reste, il n'eut de mouvements convulsifs des membres inférieurs. D'ordinaire, après quelques secondes, il retombait étendu, faisait une longue respiration, puis deux ou trois courtes et l'attaque était terminée. Parfois elle était suivie de réveil, sans que le patient se souvînt de rien ou pût dire que ce réveil différât en quoi que ce soit du réveil naturel.

L'enfant du reste était pendant le jour en parfait état, vraiment actif et intelligent.

Son frère a été somnambule pendant plusieurs années et lui-même a eu autrefois quelques attaques de même nature ; en outre son sommeil est toujours agité, et fréquemment il cause en dormant ; ces attaques me parurent donc d'abord purement somnambuliques, mais en novembre, elles prirent un caractère plus grave et il y eut des mouvements convulsifs très nets des bras et des jambes ; celles-ci se raidissaient en extension et tremblaient violemment, la main droite se fléchissait, la gauche s'étendait, et après l'attaque de l'écume venait à la bouche et la respiration était stertoreuse pendant une minute ou deux.

La teinture de belladone, portée graduellement de 4 à 34 gouttes par nuit eut peu ou pas d'influence sur les attaques. En décembre 1892, on essaya du bromure qui, au contraire, en diminua immédiatement le nombre et la gravité. Il a été continué jusqu'à maintenant (mars 1892) et les attaques ont complètement cessé.

CAS XII. — *Epilepsie traumatique. Trépanation. Pas de résultat.*

Homme de 50 ans qui se fit, il y a quelques années, un traumatisme du crâne à la suite duquel se développèrent des attaques épileptiformes, commençant dans la main droite. Il fut trépané en 1891 à Burlington, Vt ; le centre de la main fut mis à nu, mais on ne trouva rien et les attaques continuèrent. Lorsque je vis le malade pour la première fois, en mars 1892, je trouvai des traces d'une ancienne fracture du frontal, en avant de la région motrice. Sur son désir, le malade fut trépané par le Dr Mc Burney en ce point. On trouva une fracture de la table externe, avec la table interne, les méninges et l'écorce normales. Départ de l'hôpital au bout de 15 jours. Pas d'amélioration en octobre 1892.

CAS XIII. — *Traumatisme. Epilepsie. Pas de résultat.*

J. F. âgé de 32 ans a fait, à l'age de neuf ans, une chute grave qui a laissé une cicatrice au niveau du pariétal gauche. A 23 ans, il commença à avoir des attaques de convulsions généralisées avec aura épigastrique. A cette époque il en eut jusqu'à 4 par jour et lorsque

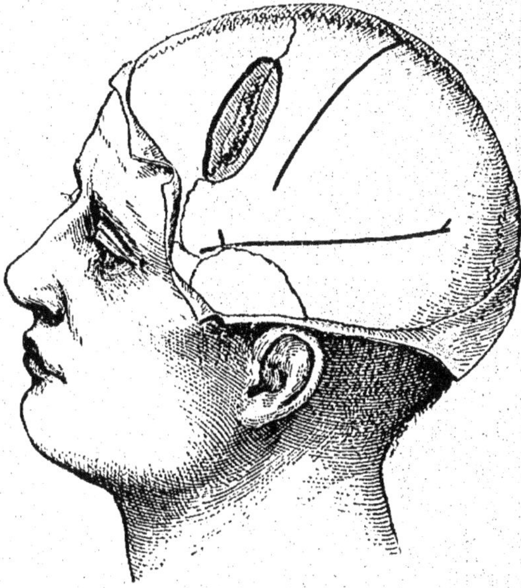

Fig. 23. — Siège de l'ouverture dans le cas XII.

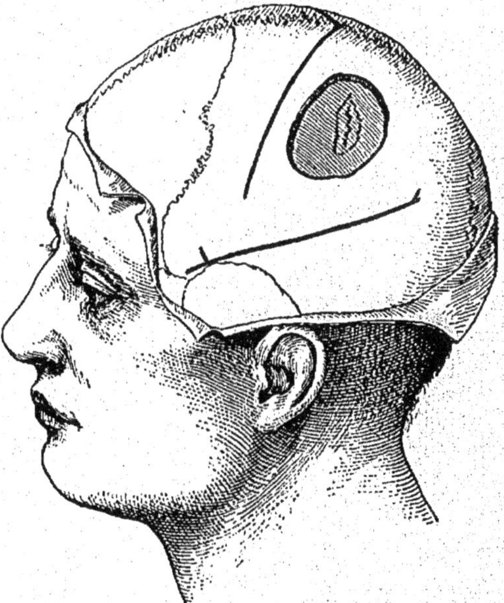

Fig. 24. — Siège de l'ouverture dans le cas XIII.

je le vis, en mars 1890, il en avait deux ou trois par semaine. En outre, se produisaient des attaques de petit mal, assez fréquentes pour empêcher tout travail, mais qui cependant n'avaient pas affecté l'état mental. Pas de trouble de la motilité ou de la sensibilité.

Les bromures ayant seulement un peu réduit le nombre des attaques, la trépanation fut faite le 8 mars 1890 à Roosevelt Hospital, par le Dr Mc Burney. On trouva une fracture de la table externe (fig. 24) une pièce d'os de 2 pouces sur 3 fut enlevée sans qu'on trouvât de fracture de la table interne. Dure-mère, pie-mère, cerveau d'aspect normal.

Au bout de quinze jours, le malade quitta l'hôpital; le 1er avril ses attaques ont reparu, et ont été aussi fréquentes, jusqu'en octobre 1892, qu'avant l'opération.

Le résultat de mes cas personnels est, on le voit, le suivant : guéris 3 ; améliorés 5 ; non améliorés 4 ; mort 1.

Je vais joindre à ces faits un court résumé de quelques cas d'épilepsie opérés ces dernières années en Amérique.

Obs. I. — D. B. L.— H. 25. (Keen, Three successful cases of cerebral surgery. *American Journal of medical sciences*, 1888, II, 339 et 452).

Histoire. — Chute sur le côté droit de la tête en novembre 1886, avec perte de connaissance pendant plusieurs heures; quelques jours après, on trouve les doigts gauches anesthésiques. Six mois après attaque soudaine de vertige suivie d'une paralysie temporaire de la main gauche. Ces attaques continuèrent pendant l'année suivante. Fracture déprimée sur le tiers moyen de la région motrice droite.

Date de l'opération. — 18 avril 1888.

Détails de l'opération. — Trépanation sur la fracture. Méninges adhérentes; pointe osseuse s'enfonçant dans le cerveau. Kyste au-dessous de la fracture. Le tissu cérébral environnant altéré en couleur et induré est excisé : on constate au microscope de la méningoencéphalite.

Résultat. — Paralysie temporaire de la main. Pas d'attaques pendant les 4 mois qui suivent l'opération.

OBS. II. — I. G. W. — H. 35. (LOYD AND DEAVER. A case of focal epilepsy successfully treated by trephining and excision of the motor centre. *American Journal of medical sciences*, 1888, II, p. 477.)

Histoire. — Chute sur la tête à 16 ans. De 21 à 35 ans, attaques commençant par de la pesanteur et des convulsions de la main et du bras gauche, puis s'étendant au côté gauche de la face. Elles deviennent de plus en plus fréquentes et sont suivies de parésie de la main gauche et du côté gauche de la face. Rarement perte de connaissance pendant l'attaque.

Date de l'opération. — 12 juin 1888.

Détails de l'opération. — Trépanation à la jonction des tiers moyen et inférieur de la zone motrice. Cerveau normal. Centre de la main localisé par le faradisme et excisé.

Résultat. — Les convulsions continuent d'abord puis cessent au bout de trois semaines et ne reparaissent pas pendant trois mois. Paralysie et anesthésie de la main gauche persistantes.

OBS. III. — P. H. — H. 39. (FRANCK AND CHURCH. A contribution to brain surgery; six severe operations entailing prolonged manipulations of the encephalon. *American Journal of medical sciences*, 1890, II, 120).

Histoire. — Depuis un an, attaques commencant par de la douleur et des spasmes dans l'index droit, puis s'étendant au reste de la main, au poignet, enfin se terminant par de la perte de connaissance et des convulsions généralisées. Douleurs dans la main droite et paralysie croissante avec contracture. Jambe droite légèrement affaiblie. Un peu d'aphasie.

Date de l'opération. — 21 mai 1889.

Détails de l'opération. — Trépanation sur la zone motrice, à l'union de ses tiers inférieur et moyen. Ecorce enlevée, sur 1 pouce et 1 pouce et demi de diamètre et 1 pouce d'épaisseur : on trouve que c'est un sarcome.

Résultat. — Légère amélioration suivie, au bout de trois mois, de la récidive des attaques, se reproduisant toutefois moins souvent qu'avant l'opération. Paralysie très améliorée.

OBS. IV. — C. F. — F. 39 (KEEN, Five cases of cerebral surgery. Cases I et II : Epilepsy following trauma. *American Journal of medical Sciences*, 1891, II, 219).

Histoire. — Chute sur le côté droit de la tête. Deux attaques pendant 11 ans, puis de 13 à 31 ans, attaques fréquentes. Elles commençent par la flexion de la main droite, puis les contractions s'étendent au bras et enfin se généralisent. Pas de paralysie. Fracture déprimée sur le côté gauche au niveau du centre du bras. Trou dans l'os.

Date de l'opération. — 29 octobre 1890.

Détails de l'opération. — Esquilles osseuses, saillantes ; à leur niveau, cerveau désorganisé et déprimé. Centre de la main localisé par le faradisme et excisé.

Résultat. — Paralysie de la main avec anesthésie, qui disparaissent peu à peu. Pas d'attaques pendant 8 mois.

OBS. V. — G. H. — H. 23 (KEEN, id.).

Histoire. — Fracture du crâne à 7 ans. Les attaques commençent deux ans plus tard. Convulsions généralisées. Fracture déprimée très nette.

Date de l'opération. — 21 novembre 1890.

Détails de l'opération. — Fracture déprimée sur les circonvolutions pariétales inférieures du côté droit. Perte de substance de l'os et des méninges : l'écorce est adhérente au cuir chevelu. Quand ces adhérences furent détruites, la surface cérébrale fit hernie d'un tiers de pouce en dehors du crâne. La faradisation du cerveau ne donne aucun résultat.

Résultat. — Guérison. Deux attaques dans les deux semaines qui suivent l'opération, puis aucune pendant six mois.

OBS. VI. — S. W. — F. 27 (MILLS AND KEEN, Jacksonian epilepsy ; trephining; removal of small tumor and excision of cortex, *American Journal of medical sciences*, 1891, II, 587).

Histoire. — Depuis dix ans attaques d'engourdissement et de convulsions commençant dans le bras gauche et la jambe, s'y limitant souvent, mais parfois se généralisant, d'ordinaire sans perte de connaissance. Pas de paralysie permanente.

Date de l'opération. — 10 décembre 1890.

Détails de l'opération. — Trépanation sur la zone motrice droite. Os épais, méninges adhérentes. Un petit sarcome est trouvé et enlevé ainsi qu'une portion d'écorce environnante, normale à l'examen microscopique.

Résultat. — Paralysie qui disparaît en quelques semaines. Pendant les six mois qui suivent l'opération, les attaques continuent comme avant.

Obs. VII. — G. G. — Garçon, 8 (Morrison, *Trans. Phil. Co. med. Soc.* 1892).

Histoire. — Pas de traumatisme. Convulsions de 2 à 3 ans, d'abord légères puis graves, commençant par une déviation à droite de la tête et de la face.

Date de l'opération. — 29 août 1891.

Détails de l'opération. — Trépanation à l'angle corono-temporal. Dure-mère et cerveau normal.

Résultat. — Les attaques reparaissent trois semaines après l'opération et continuent.

Obs. VIII. — A. C. — Fillette 11 ans (Diller, Some on intracranial injuries and diseases, with report of seven cases of intra cranial growths upon four of which operations have been performed., *Pittsburg. med. Rev.*, 1892, t. VIII, 292-334).

Histoire. — Chute à six mois ; convulsions et hémiplégie gauche. De 4 à 11 ans, attaques convulsives commençant par le bras gauche, puis envahissant la face et la jambe avec perte de connaissance. Hémiplégie gauche plus marquée dans le membre supérieur. Sensibilité diminuée sur ce membre.

Date de l'opération. — 9 janvier 1891.

Détails de l'opération. — Trépanation du côté droit, sur le centre du bras. Fissure osseuse. Kyste sous-cortical, contenant trois onces de liquide clair. Drain.

Résultat. — Guérison. Le kyste se remplit de nouveau, lorsque le drain est enlevé ; celui-ci est replacé et le kyste est drainé pendant quarante jours. A ce moment, le liquide devient purulent. Mort le 43e jour.

OBS. IX. — A. M. — Femme 31. (A. B. SHAW. Cortical epilepsy, operation, recovery. *American Journal of medical sciences*, 1892, II, 691).

Histoire. — Convulsions généralisées survenues spontanément, alternant avec des spasmes localisés et toujours précédés d'engourdissement dans la main et le bras droit. Souvent les convulsions s'étendent du bras à la jambe. Douleur et paresthésie continues dans le bras droit, paralysie progressive du bras, puis de la jambe. Début : deux ans avant l'opération.

Date de l'opération. — 14 décembre 1891.

Détails de l'opération. — Trépanation sur le centre brachial du côté gauche. Os épais, adhérent à la dure-mère, veines de la pie-mère élargies. Le tissu cérébral ramolli et pigmentaire sous-jacent est en partie enlevé. Ni pus ni kyste.

Résultat. — Disparition de la douleur et de la paresthésie. Paralysie permanente du bras. Pas de retour des convulsions sept mois après l'opération.

OBS. X. — W. — H. Homme 18 ans. (KNAPP and POST. Two cases of trephining, for traumatic epilepsy. *Boston medical and surgical Journal*, 1892, I, p. 5 et 13).

Histoire. — Coup sur la tempe droite en 1882. En 1883 débutent les convulsions, qui ont continué jusqu'à l'opération, quatre et cinq fois par jour. L'attaque commence par une rotation de la tête à gauche, puis le côté gauche de la face et du cou, ainsi que le bras gauche se convulsionnent ; quelquefois les convulsions se généralisent.

Date de l'opération. — 1er mai 1891.

Détails de l'opération. — Cicatrice au niveau de la 2me frontale droite ; trépanation en ce point, ouverture de 2 pouces de diamètre dans l'os très épaissi. Dure-mère normale ; pie-mère œdémateuse et opaque ; cerveau bleuâtre.

Résultat. — Guérison opératoire. Pendant les six premiers mois, attaques comme avant l'opération.

OBS. XI. — K. F., — femme 16 ans. (KNAPP and POST. *id.*).

Histoire. — Coup sur la tête en 1885. Depuis, violente et constante céphalalgie. En novembre 1891, débutent les convulsions généralisées, commençant par une rotation de la tête et des yeux à droite. Fracture déprimée au niveau de la 2e frontale.

Opération le 24 novembre 1890.

Os épaissi et adhérent à la dure-mère qui adhère au cerveau. Excision d'un fragment de cerveau et d'écorce.

Résultat. — Pendant les quatre mois suivants, on constate que les convulsions continuent.

Obs. XII. — L. C., — Homme, 16 ans. (Sachs and Gerster. The surgical treatment of epilepsy. *American Journal of medical Sciences*, 1892, II, 503).

Histoire. — Fièvre cérébrale à dix mois ; à 5 ans 1/2 première convulsion du côté droit, qui se répète au bout d'une semaine. Hémiparésie droite depuis la première attaque. Mouvements athétoïdes et associés.

Opération le 29 décembre 1890.

Mise à nu au ciseau de la région motrice du bras droit déterminée par faradisation : dure-mère épaisse et adhérente. Ponction, pas de kyste.

Résultat. — Guérison parfaite. Pas d'attaques jusqu'en février 1891, moment de départ de l'hôpital ; depuis cette époque, une attaque atténuée.

Obs. XIII. — W. C. — Homme 20 ans (Sachs and Gerster, *id.*).

Histoire. — A l'âge de 12 ans, se heurte le dos de la tête au tampon d'un wagon. Perte de connaissance pendant quelques minutes : une semaine plus tard, attaque généralisée ; depuis, attaques de petit mal, et plus particulièrement, attaques d'épilepsie jaksonienne se limitant aux muscles de l'angle droit de la bouche, et quelquefois envahissant les yeux. Pas de perte de connaissance dans la majorité des cas.

Opération le 13 février 1891.

Mise à nu du centre désigné par Horsley comme étant celui des mouvements de l'angle de la bouche ; rondelle adhérente à la dure-mère qui présente quelques petits kystes. Une ponction donne un peu de liquide sanguinolent ; la faradisation de la dure-mère provoque des contractions limitées à l'angle droit de la bouche. Large ouverture. Rondelle non replacée.

Résultat. — Attaques aussi fréquentes, s'accompagnant plus souvent de convulsions des yeux.

Obs. XIV. — M. K. — Garçon 16 ans. (Sachs and Gerster, *id.*).

Histoire. — A 18 mois, tombe d'une fenêtre ; depuis attaques épileptiformes à intervalles variés. Bromure. Intempérant et hébété. On cesse le bromure, il n'y a pas d'attaques pendant trois semaines, puis les convulsions, d'abord limitées au côté gauche, se généralisent.

Opération. — Le 23 février 1891.

Large trépanation sur le centre du bras et de la jambe à droite.

Résultat. — Guérison opératoire, mais pas d'amélioration.

Obs. XV. — E. L. M. — Homme 30 ans (Sachs and Gerster, *id.*).

Histoire. — Traumatisme du côté droit de la tête. Attaques épileptiformes généralisées.

Opération. — Le 24 juillet 1892.

Trépanation sur une dépression de l'occipital ; os adhérent à la dure-mère.

Résultat. — Guérison opératoire des plus simples. Délire de persécution. Récidive des attaques au bout de quinze jours, excès alcooliques.

Obs. XVI. — J. D. — Homme de 8 ans (Sachs and Gerster, *id.*).

Histoire. — Traumatisme à 7 mois. 6 mois avant l'opération se produisent des attaques épileptiformes généralisées avec auras auditif et olfactif. Otorrhée chronique ; lorsque l'écoulement cesse, les attaques s'aggravent.

Opération. — Le 14 août 1891. Ouverture de la mastoïde et ablation de deux séquestres osseux.

Nouvelle opération. — Le 17 novembre 1891. Réouverture de la mastoïde ; placement d'une canule d'argent pour assurer un drainage permanent.

La première opération est suivie d'une paralysie faciale gauche ; le 10 septembre attaque ; attaques de convulsion du côté droit, fréquentes jusqu'à la 2e opération, après laquelle il n'en survient plus, jusqu'au 15 août 1892.

Obs. XVII. — T. C.— Homme 26 (Sachs and Gerster, *id*).

Histoire. — A 11 ans 1/2, coup violent sur le côté droit de l'occipital ; six mois après débutent de violentes attaques épileptiformes nocturnes qui, depuis, sont revenues à peu près toutes les six semaines. Pas d'hémianopsie. Dépression marquée du cerveau. Le malade a été 8 semaines sans attaques, puis elles se sont reproduites.

Opération le 20 novembre 1891.

Résection crânienne au trépan et au ciseau au niveau de la cicatrice. Exostose considérable refoulant les parties cérébrales sous-jacentes.

Le malade quitte l'hôpital le 15 décembre, sans avoir eu d'attaque. Depuis, il en a eu toutes les six semaines, beaucoup moins fortes qu'autrefois. La mémoire s'est améliorée.

Obs. XVIII. — H. L. — Homme 24 ans (Sachs and Gerster, *id*).

Histoire. — Chute il y a six ans, avec choc sur le côté droit de l'occiput. Un an après, première attaque, avec convulsion de la main et de la jambe droite. Au début, il y a eu jusqu'à six attaques par jour, plus récemment, trois ou quatre par quinzaine.

Opérations. — Le 29 janvier 1892, mise à nu du centre moteur du bras du côté gauche ; ablation de dure-mère, mais non de tissu cortical. Le 8 mars 1892, ablation du centre du bras, précisé par l'électricité.

Résultat. — Pas d'amélioration : chaque opération est suivie d'attaques répétées ; légère parésie à la suite de la seconde.

Obs. XIX. — C. D. — Fillette 9 ans (Sachs and Gerster, *id.*).

Histoire. — A six mois, elle tombe de son lit, se frappant la tête sur le plancher. Développement lent et irrégulier. A 4 ans elle commence à avoir des attaques d'une fréquence extraordinaire, jusqu'à 50 par jour ; idiotie.

Opération le 15 février 1892.

Large couronne de trépan sur la région motrice gauche.

Résultat. — Attaques pas tout à fait aussi fréquentes.

OBS. XX. — K. A. — Garçon de 9 ans (SACHS and GERSTER, *id.*).

Histoire. — A 4 ans, congestion cérébrale à frigore, convulsions, pas de paralysie. Deux ou trois ans plus tard, attaques d'épilepsie jacksonienne sans perte de connaissance, débutant dans la main gauche.

Opération le 12 avril 1892.

Résultat. — Parésie de la main pendant plusieurs jours. Le petit malade quitte l'hôpital au bout de six semaines sans avoir eu d'attaques, mais presque aussitôt après, il en a une très violente avec perte de connaissance et miction involontaire; puis les attaques se répètent, et dans les dernières le bras droit est également envahi. En somme, pas d'amélioration durable.

OBS. XXI.— J. B. C. — Homme de 34 ans (cas inédit dû à E. D. FISHER).

Histoire. — Habitudes d'intempérance, pas de syphilis, pas d'antécédents héréditaires; traumatisme de la tête il y a quatorze ans; il y a douze ans, début des attaques; le patient devient alors maniaque, avec tendances destructrices et homicides.

Lorsqu'on l'examine, on le trouve calme, intelligent, en bon état de santé. Légère dépression du côté gauche du crâne, correspondant au centre de la main.

Opération.—En mai 1892,à « Bellevue Hospital »,par le Dr J. D. Bryant. Trépanation et agrandissement de l'orifice jusqu'à trois pouces de diamètre. Pas de fracture du côté de la table interne, ni d'adhérences des méninges. La dure-mère est ouverte, et le centre de la main localisé par faradisation.

Résultat. — Pendant 2 ou 3 jours, élévation considérable de température sans trace d'inflammation du côté de la plaie qui guérit parfaitement. Tout d'abord les attaques augmentent de fréquence, sans changer de caractère, puis elles reviennent à leur nombre préopératoire. Le malade est enfermé à l'asile d'aliénés de Ward's Island.

OBS. XXII. — J. H. — Homme de 22 ans (cas dû à FISHER).

Histoire. — Pas d'antécédents héréditaires. Histoire peu nette de coup sur la tête. Attaques débutant par les doigts de la main gauche et par une aura sensitive qui gagne la face; à ce moment la connaissance se perd et les convulsions se généralisent. Signes de démence.

Opération. — En mars 1892 à « Bellevue Hospital », par le Dr J. Woosley. Trépanation très large sur le centre droit du bras. Rien d'anormal. Dure-mère ouverte. Le centre de la main est précisé par le courant faradique et non excisé. Sutures de la dure-mère.

Résultat. — Guérison opératoire sans élévation de température. Les attaques persistent aussi fréquentes, mais généralisées dès leur début. État mental non amélioré. Admission à l'asile de « Wards Island » en décembre 1892.

Obs. XXIII. — A. B. — Homme de 38 ans (cas dû à Fisher).

Histoire. — Pas d'antécédents héréditaires. Pas d'alcoolisme. Il y a 4 ans, coup de bâton sur la tête : un an après débutèrent de petites attaques épileptiques qui s'aggravèrent peu à peu, si bien que le malade finit par avoir une attaque grave par mois et quelques petites attaques par jour. Sa mémoire s'est affaiblie. Dépression du pariétal en arrière de la région motrice.

Opération. — En mars 1892 à « The City Hospital » par le Dr J. E. Kelly. Trépanation au niveau de la dépression ; on trouve la table interne sans trace de fracture, mais refoulant la dure-mère qui n'est pas ouverte.

Résultat. — Guérison opératoire. En quittant l'hôpital, l'opéré reprend son travail et n'a pas eu d'attaques depuis, à moins qu'on ne compte comme telles quelques étourdissements lorsqu'il reste exposé au soleil.

Obs. XXIV. — A. D. Femme de 20 ans (cas dû à Fisher).

Histoire. — Pas d'antécédents héréditaires ; attaques depuis l'enfance, sans interruption, limitées d'ordinaire au côté gauche. Démence. Dans les jours qui précèdent l'opération, les attaques se répètent jusqu'à cent fois en vingt-quatre heures.

Opération. — A « The City Hospital, » en juin, par le Dr Kelly. Large trépanation sur la région motrice droite. Localisation du centre de la main par le courant faradique et excision d'une petite portion d'écorce.

Résultat. — Mort six heures après, probablement de l'effet combiné des si nombreuses attaques préopératoires, et du shock.

OBS. XXV. — A. C. Homme de 26 ans (cas dû à FISHER).

Histoire. — Pas d'antécédents héréditaires. Attaques très fréquentes, généralisées. Démence, masturbation. Chute sur la tête à 12 ans ; dépression considérable de la région frontale gauche, à la naissance des cheveux.

Opération. — A « The City Hospital » en mai par le Dr Kelly.

Ablation d'une large étendue du frontal. On ne trouve ni fracture, ni adhérences aux méninges.

Résultat. — Guérison opératoire. Pendant quelques semaines l'état mental s'améliora très notablement ; les attaques diminuèrent de nombre d'une façon très marquée et le malade cessa de se masturber ; plus tard son état redevint le même qu'avant l'opération, et il fut transféré dans un asile d'aliénés.

Chez un certain nombre de malades souffrant d'épilepsie traumatique, les symptômes mentaux se développent conjointement aux attaques, ou à leur place. C. F. Mac Donald en rapporte les exemples suivants.

OBS. XXVI. — J. M. Homme de 29 ans (MAC DONALD. Report of two successful cases of trephining for traumatic epilepsy. *Journal of nervous and mental diseases*, 1886, p. 488).

Malade de l'asile d'Auburn, atteint de manie consécutive à un coup sur la tête avec fracture déprimée au-dessus de l'oreille droite, au niveau du lobule pariétal supérieur. Attaques généralisées graves. Le Dr Mac Donald enlève de l'os, épaissi, rougeâtre, adhérent à la dure-mère. Les attaques disparaissent, la manie s'améliore graduellement, si bien qu'au bout de 7 mois, le malade peut quitter l'hôpital, guéri.

OBS. XXVII. — J. C. Homme de 24 ans. (MAC DONALD, *id.*).

Épilepsie depuis 8 ans, chaque attaque étant suivie d'une période de manie. Fracture déprimée de la région occipitale droite, survenue à l'âge de 6 ans ; douleur à son niveau. Le 25 août 1885, ablation d'une rondelle osseuse et ouverture de la dure-mère. Un an plus tard les attaques n'avaient pas reparu et le malade, quoiqu'encore partiellement dément, n'avait plus d'hallucinations.

Park a récemment rapporté deux cas analogues (Clinical contributions to the subject of brain surgery, *Medical News*, 1892, II, 617, 648).

Obs. XXVIII.

Un homme de 31 ans reçut, le 20 juillet 1891, un coup de pied de cheval sur le côté gauche de la tête, et resta sans connaissance pendant quelque temps. Pas de paralysie, mais au bout de trois jours il commença à devenir étrange, violent, érotique, si bien que le Dr Krehbiel de « Yorkshire Centre » me l'envoya le 28 juillet. Il était alors en état de manie aiguë ; on trouva une dépression un peu en avant de l'éminence pariétale gauche, avec cicatrice en H. Pas de symptômes moteurs. Le 29, opération sous chloroforme. On trouve une dépression de l'étendue d'un demi-dollar qui est enlevée en ciselant l'os environnant. La portion enlevée était écrasée, et entre elle et la dure-mère, il y avait un petit caillot. Plaie fermée sans drainage. Guérison rapide, et départ de l'opéré, revenu 8 jours après, à un état mental absolument normal.

Obs. XXIX.

Homme de 45 ans qui eut dans sa jeunesse une fracture étendue du crâne, traitée par le Dr Gray, d'Utica, sans trépanation. Pendant les dernières années, se développèrent des crises épileptiformes suivies d'attaques de manies qui rendaient le malade véritablement dangereux, et inquiétant pour sa famille. Le Dr Putnam me l'envoya pour l'opérer ; ce fut fait en octobre 1891 ; l'os déprimé fut enlevé, les adhérences détruites et une portion de la cicatrice réséquée. Les résultats furent des plus satisfaisants ; il n'y eut plus que des attaques très légères et très rares et même, pendant les derniers mois de l'observation, rien qu'on put considérer comme tel. L'état mental est redevenu ce qu'il était autrefois.

Le résultat des cas précédents peut être résumé comme suit : 10 guéris, 6 améliorés, 11 non améliorés, 2 morts.

Ces faits suffisent pour prouver que dans un certain nombre de cas d'épilepsie, l'attaque commence par une convulsion d'abord bien localisée, puis progresse dans un ordre déterminé. La majorité de ces cas sont consécutifs à un traumatisme. La trépanation révèle alors des lésions qui méritent de nous retenir un instant.

Lésions observées.

A propos de chacun des cas précédents, nous avons noté les lésions anatomiques trouvées ; il est bon de les envisager maintenant d'une façon générale, dans l'ordre où elles se présentent au chirurgien qui opère.

1° *Cuir chevelu.* — Le rasage met souvent à nu des cicatrices qui avaient passé inaperçues jusque-là ; elles sont rarement douloureuses, et dans aucune des observations citées ou que je connaisse, leur pression n'a eu pour conséquence une attaque. Depuis quelques années on a fait grand bruit autour de quelques cas où l'épilepsie paraissait bien réellement avoir pour cause la compression de filets nerveux dans une cicatrice du cuir chevelu, et l'on a donné comme caractéristique de ces cas que la pression de la cicatrice provoquait une attaque ; je n'ai jamais rien vu de semblable ; je rappellerai toutefois qu'il y a deux ans, chez une petite fille atteinte de convulsions unilatérales gauches, chaque convulsion était précédée d'une vive douleur au niveau du nerf sus-orbitaire gauche dont la compression provoquait une sensation particulière dans tout le côté correspondant du corps, et une angoisse identique à celle qui précédait habituellement les attaques ; la division du sus-orbitaire faite par le Dr Mac Burney n'eut aucun résultat. Quoiqu'il en soit, mon expérience personnelle me porte à dire que l'épilepsie réflexe ayant pour point de départ une cicatrice du cuir chevelu est au moins une rareté.

2° *Périoste.* — Dans certains cas, après avoir divisé et rabattu le cuir chevelu, on trouve un épaississement très net du périoste au niveau de l'os fracturé. Dans un cas le périoste a pu être comparé à un fragment de « flanelle ». Souvent il est très vasculaire, et très adhérent au crâne. Je n'ai jamais vu de dépôt osseux sous périosté au niveau du trait de fracture.

3° *Crâne.* — Dans les cas opérés, on a trouvé toutes les variétés possibles de fracture. Il est en général impossible de savoir, avant de trépaner, si le trait s'étend ou non à la table interne.

Le siège de la fracture ne devient un guide localisateur tout à fait sûr que lorsqu'il coïncide avec celui du centre cortical supposé malade, d'après l'étude des attaques. Aussi, dans une de mes observations, la fracture siégeait au niveau de la 1re circonvolution frontale gauche, mais, guidé par les symptômes fonctionnels, je trépanai à la partie moyenne de la circonvolution pariétale ascendante (fig. 12, p. 30) et en enlevant la rondelle, je trouvai qu'une esquille piquait en ce point la dure-mère et le cerveau.

Parfois, il y a fracture des deux tables, avec dépression crânienne. Dans ces cas, l'os est ordinairement épaissi et plus dense au niveau et autour de la lésion.

4° *La dure-mère.* — Dans certains cas, la dure-mère a été trouvée rougeâtre sur sa face externe, plus vasculaire et plus adhérente à l'os qu'à l'état normal ; il n'est pas rare de voir à sa surface des traînées blanchâtres plus ou moins larges et dirigées dans tous les sens : ce sont les débris d'une inflammation chronique.

En divisant et rabattant la dure-mère, on la trouve d'ordinaire adhérente à la pie-mère : il peut s'agir d'adhérences filiformes qui se rompent par le simple soulèvement de la membrane, mais aussi d'adhérences serrées et vasculaires qu'il faut disséquer avec soin. La dure-mère elle-même est alors souvent très épaissie : je l'ai vue atteindre jusqu'à 3 millimètres d'épaisseur, et dans ce cas, l'épaississement paraissait résulter de couches superposées à sa face interne.

Parfois la dure-mère forme une partie de la paroi externe d'un kyste.

5° *La pie-mère.* — Quand la pie-mère est mise à nu dans une opération, elle est presque toujours d'aspect œdémateux, et c'est seulement après que la plaie a été découverte pendant quelques instants, et la pie-mère comprimée par le doigt ou les éponges, que le liquide qu'elle contient fuit de tous côtés, laissant voir la surface vasculaire du cerveau. Il est du reste probable qu'une mince couche de liquide est normalement interposée entre la face profonde de la pie-mère et le cortex.

Les changements pathologiques que peut présenter la pie-mère sont assez variés ; parfois on y voit de petites taches grises, du volume d'une tête d'épingle, ressemblant à des tubercules. D'autres fois, il y a çà et là des lignes ou des bandes tranchant par leur blancheur sur les parties environnantes. La pie-mère peut être aussi très épaissie, très vasculaire et si adhérente à l'écorce que toute tentative pour l'en détacher avec des pinces reste infructueuse. Il est alors vraiment difficile d'éviter l'hémorrhagie qui résulte de la rupture des vaisseaux néoformés, mais cette hémorrhagie est habituellement arrêtée par une compression de quelques minutes ou par un attouchement léger avec le Paquelin. La fig. 25 montre une telle plaque de méningite chronique avec épaississement ; en décrivant cette pièce, le Dr Van Gieson dit : « La pie-mère y est à peu près trois

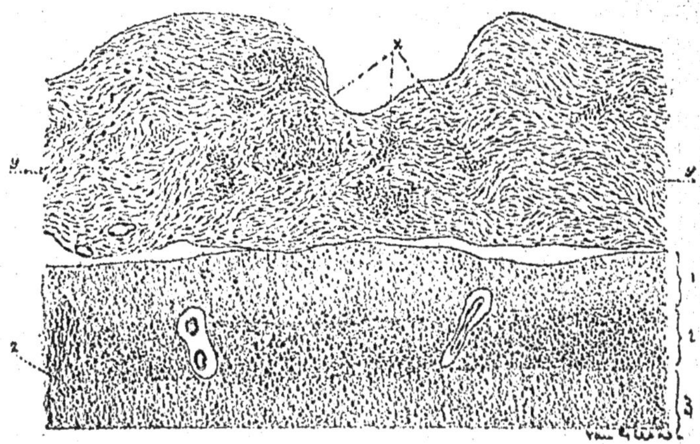

Fig. 25.— Coupe à travers la pie-mère et le cortex destinée à montrer l'épaississement de la pie-mère. Son épaisseur normale est indiquée en yy. X. Groupes de petites cellules rondes (fibroblastes). 1, 2, 3. Principales couches du cortex. Z, masse conique de névroglie : une lésion telle que celle-ci est suffisante pour provoquer de l'épilepsie jacksonienne.

fois plus épaisse que son épaisseur normale, qui s'arrêtait en *y*. Elle est formée de tissu conjonctif très dense, de nombreux corps fibro-plastiques s'étant formés aux dépens des petites cellules rondes normales. En même temps, les vaisseaux ont disparu et se sont oblitérés ; il est à noter combien peu il y en a sur la fig. 25, et combien les deux couches de la méninge sont confondues. L'effet de ces lésions sur l'écorce sousjacente ne peut être décrit sur cette pièce, assez mal préparée ; mais on y voyait une masse d'hyperplasie névroglique, en forme de coin, s'enfonçant dans le cortex, et composée de cellules en fuseaux et ramifiée. Les cellules névrogliques étaient légèrement augmentées de nombre ».

Il n'est pas rare que la pie-mère forme la paroi interne d'un kyste, et alors elle est épaissie et congestionnée au point de devenir tout à fait opaque.

Lorsque la pie-mère est très vasculaire et adhérente au cortex, l'aspect de celui-ci est modifié ; il est bleuâtre et non rouge, et les capillaires qui d'ordinaire s'irradient vers le sommet de la circonvolution, ne sont plus visibles.

Dans quelques cas on a trouvé sous la pie-mère et solidement adhérent à elle, un délicat réseau de tissu conjonctif néoformé et de vaisseaux, formant une masse ressemblant à un gâteau de miel, et de l'épaisseur d'un centimètre (1). Ce tissu est habituellement plein de liquide et s'affaisse quand la pie-mère est incisée ; c'est probablement un reliquat de vieille hémorrhagie.

6° *Le cerveau.*— L'écorce normale est pourvue d'un système vasculaire abondant et parfait; partout à sa surface est visible un fin réseau de capillaire. Sa consistance est ferme et elle présente des battements, résultant des pulsations cardiaques et des mouvements respiratoires. A la suite d'une fracture ou d'une méningite, l'aspect du cortex peut

(1) Dans un cas d'hémiplégie droite avec contractures datant de vingt ans, toute la zone motrice de l'hémisphère gauche, était remplacée par une masse de tissu conjonctif ayant cet aspect de gâteau de miel. Les dégénérescences pouvaient être suivies jusque dans la moelle.

être modifié : il peut être coloré avec de l'hématine, débris d'une ancienne hémorrhagie; il peut s'être induré par pénétration de tissu conjonctif venu de la pie-mère adhérente ou bien ramolli et présenter un aspect aplati et déprimé tout particulier. Il peut être aussi désagrégé par des aiguilles osseuses qui l'ont pénétré, et alors il devient semi-fluide ou complètement sclérosé.

Les modifications microscopiques existant alors seront décrites plus loin par le Dr Gieson.

Il n'est pas rare de trouver des kystes dans le tissu cérébral ; ils ont parfois une coque conjonctive dense et d'autres fois sont entourés de tissu cérébral normal. Ils sont habituellement le reliquat d'une hémorrhagie ou d'un foyer de ramollissement par thrombose ou embolie d'un petit vaisseau. Le liquide qu'ils contiennent est d'ordinaire séreux et clair. Si on les ouvre largement, leurs parois s'accolent et leur liquide ne se reforme plus; s'ils ont été simplement vidés, leur liquide se reforme. Comme nous le verrons au chapitre des tumeurs, il n'est pas rare que les gliomes contiennent des kystes en apparence semblables ; il est donc possible que quelques-uns des cas d'épilepsie où l'on a trouvé de la dégénérescence kystique du cortex aient été en réalité dus à des gliomes.

Les observations où les lésions pathologiques constatées à l'opération sont bien précisées, prouvent d'une manière concluante que dans ces cas, les crises avaient un substratum organique, et cela rend tout à fait probable l'existence d'une condition analogue dans tous les cas d'épilepsie traumatique. Il n'est pas douteux que dans certains cas l'altération corticale siège juste au point d'application du trauma, tandis que dans d'autres elle en est plus ou moins éloigné; certes lorsqu'elle siège en un point à fonction connue, il en résulte des symptômes localisateurs précieux; mais lorsqu'il n'y a point de tels symptômes, et qu'on ne trouve rien au siège même du trauma, on sait qu'il y a une lésion cérébrale, mais on ne sait en quelle région, et on ne peut la traiter chirurgicalement.

Je crois qu'on peut dire, comme conclusion des constatations opératoires, que les épilepsies jacksonienne et traumatique sont toujours dues à une altération pathologique cérébrale.

Lorsque cette altération n'est pas visible à l'œil nu, et qu'on a pu supposer son siège par les symptômes fonctionnels, Horsley conseille de préciser par la faradisation la région corticale dont l'excitation détermine des phénomènes analogues aux phénomènes morbides, et de le réséquer. Cela a été fait, tantôt avec succès, tantôt avec récidive des symptômes; quelques cas en sont mentionnés plus haut. La principale objection qu'on ait posée — et souvent — à cette méthode, est que l'excision corticale devient le centre d'une nouvelle zone cicatricielle produisant les mêmes irritations et les mêmes symptômes que la lésion enlevée. Deux faits d'Horsley lui-même où l'opération fut suivie de récidive des attaques, semblent prouver la valeur de cette objection et nécessiter une réserve absolue sur l'avenir de cette opération.

Les altérations pathologiques consécutives aux plaies

cérébrales ont été bien étudiées par Ziegler (1) et Coen (2).

Ziegler les décrit comme suit : « Si un instrument piquant est enfoncé dans le tissu cérébral, il survient en ce point une hémorrhagie, et le tissu voisin est détruit sur une plus ou moins grande étendue ; il se produit un foyer de nécrose anémique et hémorrhagique, au-dessus duquel la pie-mère et l'espace sous-arachnoïdien sont infiltrés de sang. A la limite des parties mortes et vivantes se fait, dans les premiers jours, une inflammation plus ou moins intense, qui les délimite bien nettement. L'inflammation s'étend plus particulièrement le long des vaisseaux qui, venus de la pie-mère, entrent perpendiculairement dans le cerveau ; celui-ci se ramollit, et simultanément l'infiltration cellulaire gagne le foyer de nécrose : celui-ci finit par se résorber ; mais il faut des mois et des années pour que cette résorption soit complète.

« D'autres altérations se produisent dans le tissu adjacent. Par suite du changement de ses conditions nutritives, les cellules et les fibres nerveuses se gonflent, deviennent graisseuses, se désagrègent et se détruisent. Le foyer inflammatoire est alors entouré d'une zone de dégénération.

« Dans les premières semaines le foyer inflammatoire contient des vaisseaux, de petites cellules rondes, de larges corpuscules et des granulations graisseuses et pigmentaires. Ces dernières sont très nombreuses tant que le tissu mort et le sang extravasé sont en voie de résorption. On

(1) ZIEGLER. *Lehrbuch der pathologischen Anatomie*, Spec. Theil, 1887, 2 te Auflage. S. 358.

(2) COEN. Ueber die Heilung von Stichwunden des Gehirns. *Beitraege zur Anat. und Phys.*, II, p. 107, 1888).

trouve aussi des granulations graisseuses dans la zone de dégénération. Après des semaines et des mois, se forme graduellement du tissu conjonctif, commençant manifestement le long des vaisseaux qui vont de la pie-mère au foyer de nécrose, et qui entoure ou remplace celui-ci. Le tissu conjonctif est en partie dense, en partie alvéolaire et a pour origine les cellules de la pie-mère et des vaisseaux. Sa formation est longue, et des mois ou des années après qu'elle a commencé, il est encore très riche en cellules rondes ».

Les auteurs diffèrent sur la possibilité de la régénération des cellules ganglionnaires du cerveau après destruction. Coen nie cette possibilité et suivant lui, après une plaie cérébrale, le tissu néoformé est uniquement conjonctif sans aucun élément nerveux. « Je n'ai jamais observé, dit-il, de régénération du tissu cérébral, et le tissu que j'ai toujours vu se développer à la place de ce tissu détruit ne contenait point d'éléments nerveux néoformés ; il se produit purement et simplement une cicatrice ».

Examen microscopique des portions de tissu cérébral excisé, dans les cas II et III

par le Dr Ira van Gieson.

First assistant in Histology, College of Physicians and Surgeons.

Avant de décrire les altérations morphologiques du cortex, qui s'harmonisent si bien avec les symptômes de l'épilepsie, il me semble utile de dire combien il est difficile de découvrir et de préciser la valeur des modifications légères des éléments corticaux ; une description des soins observés et de la technique suivie est donc nécessaire pour prouver au lecteur qu'on n'a pas pris pour lésions des modifications purement artificielles ou même des états normaux.

La principale difficulté résulte de la complexité du cortex, où la texture et la disposition des éléments anatomiques sont beaucoup plus compliqués que dans les autres tissus. Dans ceux-ci la structure du parenchyme est comparativement simple et le stroma s'en distingue facilement. Ainsi pour le rein ou le foie, le stroma est si distinct, sa distribution si facile à suivre, que toute déviation de son développement peut être aisément et positivement reconnue ; de même la distribution bien précise des cellules parenchymateuses permet de déterminer, dès qu'elles débutent, leurs altérations.

Au cortex au contraire, cellules névrogliques et cellules ganglionnaires qui correspondent les unes au stroma, les autres au parenchyme, sont mélangées complètement, et les interstices cellulaires sont occupés par les prolongements des unes et des autres, formant une large part de ce qu'on appelle à juste titre la substance basale de l'écorce grise.

On comprend dès lors combien il est difficile de reconnaître à son début la prolifération de la névroglie, qui sur les coupes colorées par les moyens ordinaires se présente comme une multitude de petits noyaux ronds répandus sans ordre dans la substance grise. Le problème est encore rendu plus difficile par ce fait que la névroglie croît très lentement et que les figures karyokynétiques y sont des plus difficiles à trouver.

D'autre part, la recherche des lésions légères et récentes des cellules ganglionnaires est rendue délicate par la facilité de leurs altérations non pathologiques. Elles sont si fragiles et si lentement pénétrables aux solutions bichromatées, qu'elles sont sujettes à de multiples modifications d'origine cadavérique ou dues aux agents durcissants. Ces altérations artificielles peuvent simuler tout à fait des lésions, et lorsqu'elles se produisent dans une écorce dont on soupçonne les cellules ganglionnaires être malades, il devient très ardu d'interpréter les faits et de dire ce qui revient aux altérations artificielles ou aux altérations pathologiques.

Avec de grands soins, on peut reconnaître les lésions grossières du corps de la cellule, mais celles de ses prolongements qui représentent un volume de protoplasma aussi grand ou plus grand ne sont pas appréciables, même par la méthode de Golgi, qui semble de peu d'utilité pour l'étude des altérations délicates des cellules ganglionnaires. La mitose ne peut non plus servir à reconnaître les altérations pathologiques des cellules ganglionnaires, car les dernières études sur le sujet ont montré que ces cellules ne prolifèrent que peu ou pas.

En somme, les lésions corticales ne sont reconnaissables que bien après leur début, lorsqu'elles sont tout à fait grossières, très étendues ou destructives, et après ce que nous a appris la méthode de Golgi, on peut parfaitement comprendre qu'il se produise parfois dans l'écorce des lésions de la plus haute importance étiologique, et dont nous n'avons pas la moindre idée.

Je crois devoir insister sur ces faits, car leur connaissance est la condition de tout progrès sérieux dans la pathologie de l'écorce, et de toute appréciation satisfaisante sur la valeur épileptogène des lésions trouvées. Je dois dire du reste que les pièces mises à ma disposition par le professeur Starr, l'ont été dans des conditions qui diminuent considérablement les difficultés et les erreurs. Les fragments très petits ont été en effet transférés directement de l'individu vivant dans le liquide durcissant, tandis que d'ordinaire on a des fragments pris à une autopsie, et beaucoup plus volumineux ; même en alléguant que la liqueur de Müller ne préserve pas les cellules ganglionnaires de toute altération, je crois donc que leurs modifications observées par moi, existaient bien réellement sur le vivant.

Examen microscopique du cas III.

Je décrirai successivement : 1° la lame de tissu conjonctif, qui agissait comme un corps étranger et comprimait l'écorce ; 2° les altérations de la pie-mère ; 3° les altérations des cellules ganglionnaires et névrogliques.

Description de la lame de tissu conjonctif refoulant la surface corticale. — Le segment cortical enlevé fut durci pendant trois semaines dans la liqueur de Müller additionnée de 1/6 de son volume d'alcool fort. La pièce était très petite, de 6 millimètres sur 10 de diamètre ; sa portion centrale fournit une centaine de coupes en série qui furent colorées avec l'hématoxyline, l'éosine, et la picro-fuschine acide.

Sur cette pièce, une lame mince de tissu conjonctif en partie calcifié descend obliquement vers la surface cérébrale ; cette lame est fixée à une zone de pie-mère épaissie et semble avoir directement ou indirectement refoulé le cerveau, qui présente une petite dépression juste au-dessous d'elle : dépression conique ayant approximativement une profondeur de 3 millimètres et un diamètre de 4 à 5 millimètres à sa base.

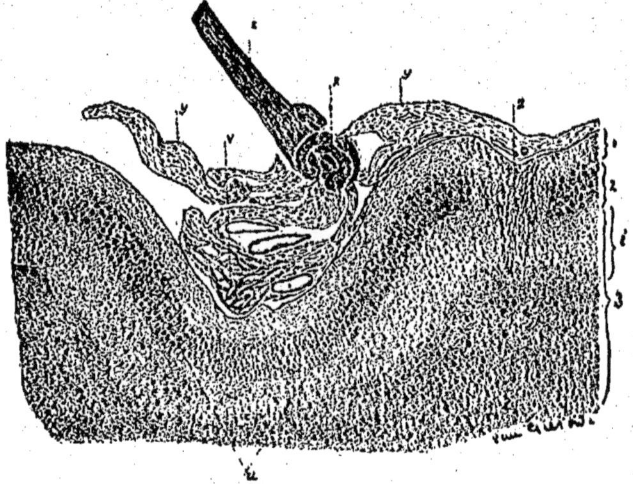

Fig. 26. — Coupe à travers le centre de la portion corticale enlevée dans le cas III. Rapports topographiques de l'épine conjonctive calcifiée avec la dure-mère épaissie et le point déprimé du cortex. XX : Epine conjonctive calcifiée. YY : Pie-mère légèrement épaissie. Z : Traînée conique de capillaires anastomosés allant de la pie-mère au cortex. 1, 2, 3 : Première, deuxième et troisième couches de la substance grise. C : Partie supérieure de la 3e couche.

Sur chaque coupe, la lame semble finement stratifiée, large et longue de 3/4 de millimètre (fig. 26 aa). A son extrémité interne, elle présente un élargissement globulaire, où les lamelles ne sont plus parallèles, mais arrangées à peu près concentriquement autour d'un petit nodule central. Son extrémité externe est libre sur toutes les coupes, si bien qu'il est difficile de déterminer son point de départ; son extrémité interne est fixée de toutes parts par des travées divergentes formées par la pie-mère épaissie.

Sur les coupes qui s'approchent du bord de la pièce, la lame se rétrécit, mais persiste même dans les plus excentriques, si bien qu'elle semble n'avoir pas été enlevée en totalité par l'opération. De la densité du tissu conjonctif dont elle est composée, et de ce fait que le tranchant du microtome fut ébréché en l'attaquant, on peut conclure qu'elle représentait une saillie vraiment très résistante.

Altérations de la pie-mère. — Au niveau de l'extrémité adhérente de la lame et à 3 ou 4 millimètres tout autour, la pie-mère présente des traces d'inflammation hyperplasique (26 yy). Elle contient une quantité anormale de tissu conjonctif, formé de fibroblastes à différents stades de développement, mais la plupart à l'état de maturité complète. L'épaississement pie-mérien est du reste assez modéré; la couche vasculaire interne de la méninge molle garde même sa structure normale quoique par places (voir à droite dans la figure 26) les vaisseaux y paraissent un peu moins nombreux que normalement.

Les mailles de la couche interne de la pie-mère sont distendues au niveau de la petite dépression et forment un réseau rempli de globules sanguins extravasés. Cette extravasation de même que quelques petites hémorrhagies dans la substance grise semble artificielle et sans doute due aux manipulations subies par la pièce lors de l'opération.

Lésions du cortex. — Le cortex présente des lésions grossières appréciables à un petit grossissement, mais c'est seulement avec un objectif à immersion que les altérations de ses cellules névrogliques et ganglionnaires deviennent nettes. Ces altérations sont très légères, mais bien définies et d'une grande importance.

Les cellules ganglionnaires. — Les cellules ganglionnaires sont atteintes de modifications dégénératives qui à leur stade le plus avancé, aboutissent à la disparition presque complète de la cellule : cette disparition ne porte pas sur un nombre suffisant de cellules pour altérer leur distribution topographique ; du reste beaucoup de cellules atteintes en sont encore aux premiers stades de l'altération, et ont conservé leur forme et leur position. Aussi, en étudiant les coupes à un faible grossissement, on trouve un nombre à peu près normal de cellules ; de plus elles sont régulièrement disposées et leurs diverses couches sont parfaitement distinctes.

La description qui va suivre est applicable à toutes les cellules ganglionnaires, sauf à celles de la couche des petites pyramides qui seront séparément étudiées.

La plupart des noyaux des cellules ganglionnaires montrent une zone périphérique distincte, correspondant à la membrane nucléaire. En dedans de celle-ci est une étroite zone claire, entourant les éléments chromatiques du noyau, qui forment un écheveau de filaments entrelacés, avec les épaississements habituels aux points nodaux. Le nucléole est visible dans la plupart des noyaux, et ni lui ni l'écheveau chromatique ne sont modifiés, quel que soit le degré de dissolution de la cellule : le noyau, de plus, garde la même forme à ses premiers comme à ses derniers stades (fig. 27, 28, 29).

Cette disposition particulière pourrait être prise pour un stade initial de karyokynèse, mais comme ses autres stades manquent absolument, il faut simplement voir là des altérations rétrogressives. Cette absence de karyo-

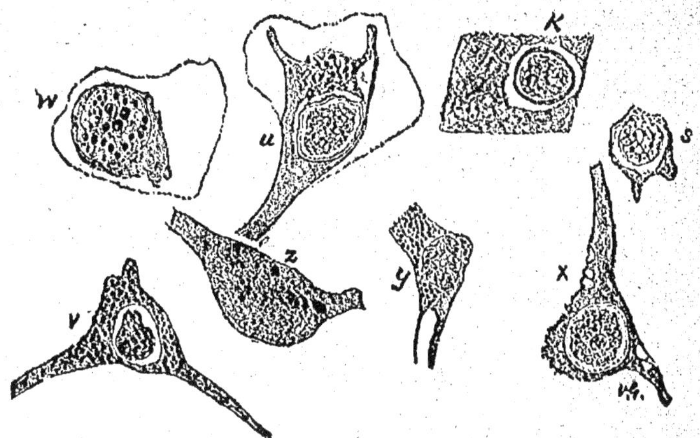

Fig. 27. — Premières phases de la dégénération des cellules ganglionnaires. Les lignes fines enveloppant les cellules u et w représentent les espaces péricellulaires. Les cellules x et y sont aux stades les plus précoces; w et s à des stades plus avancés; k montre la destruction de la totalité du corps cellulaire dont il ne reste plus que le noyau, dans un espace vide.

kynèse dans les cellules ganglionnaires est tout à fait d'accord avec les conclusions du récent travail de Fürstner et Knoblauch (1) sur le mode de reproduction de ces cellules.

La fig. 27 (cellules v, w, y) montre quelques aspects divers des noyaux : le noyau de la cellule w a ses éléments

(1) Fürstner *und* Knoblauch. Ueber Faserschwund in der grauen Substanz und über Kerntheslungsvorgænge im Rückenmarke unter pathologischen Verhæltnissen. *Arch. für Psychiatrie*, 1892, XXIII, p. 135.

chromatiques transformés en un certain nombre (20 à 24 sur une coupe optique) de globules ou disques plus ou moins larges et ressemblant très notablement aux nucléoles ordinaires; dans les noyaux des cellules y et v ces éléments chromatiques sont ramassés en larges traînées ou en amas réguliers.

Le protoplasma des cellules présente une série de mo-

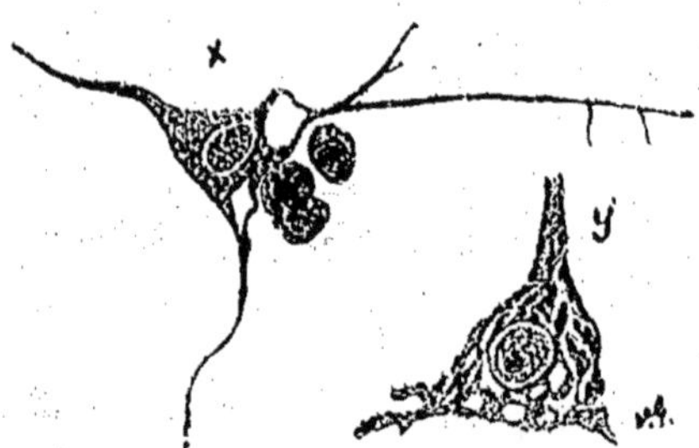

Fig. 28. — Autres phases de la dégénération des cellules ganglionnaires. La cellule x montre des vésicules de liquéfaction à la jonction de deux prolongements avec le corps cellulaire et trois petites cellules rondes logées dans l'espace péri-cellulaire. La cellule y montre une série de traînées ou de canaux de liquéfaction.

difications qui ont pour résultat final la disparition complète du corps cellulaire. A leur premier stade apparaissent des solutions de continuité plus ou moins étendues, sous forme de vésicules creuses (fig. 27 x et y; fig. 28 a; fig. 29 a), qui siègent fréquemment à la jonction de l'un des plus larges prolongements avec le corps cellulaire (fig. 28 n, fig. 29 a) ou dans un prolongement même, à une petite distance de celui-ci (fig. 29 a).

A un stade un peu plus avancé, l'accroissement des vésicules, leur apparente coalescence diminuent le volume du corps cellulaire dont les contours se déforment, et dont les prolongements disparaissent. Entre les vésicules, des tractus liquéfiés et des canaux de communication apparaissent, contribuant pour leur part à la destruction protoplasmique. La cellule y de la figure 28 en montre un remarquable exemple : c'était une des volumineuses cellules particulières aux couches profondes de la région motrice et elle était située à l'extrême bord de la coupe, si bien

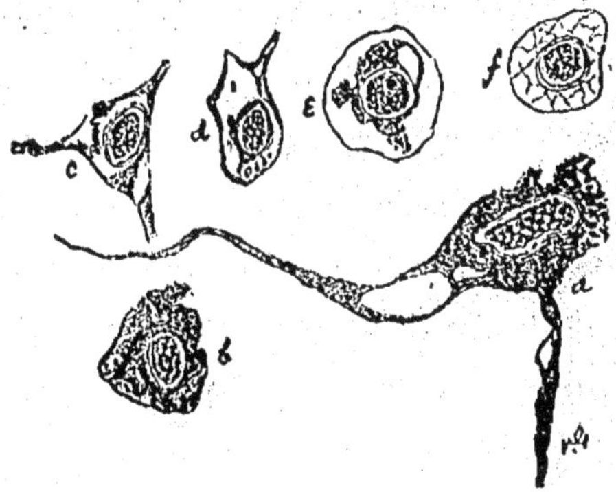

Fig. 29. — Variétés des phases de dégénération des cellules ganglionnaires, décrites dans les figures 27 et 28.

qu'elle doit avoir été de suite fixée par la solution durcissante et être fort peu différente de ce qu'elle avait été pendant la vie. La cellule c de la figure 29 présente un aspect assez analogue et montre en outre comment les prolongements se séparent de la cellule : le protoplasma se réfugie autour du noyau où il forme une masse déformée et lacunaire (fig. 27 w et sj ; fig. 29 b).

Dans quelques-unes des cellules dégénérées, le protoplasma présente à sa surface des îlots granuleux ou filamenteux, tandis que ses parties centrales sont comparativement intactes : différence nette sur les cellules u (fig. 27) et la cellule a (fig. 29), cette dernière étant une des grandes cellules des couches profondes, située à la limite de la coupe et par conséquent bien fixée.

Dans quelques cellules, le protoplasma est tacheté irrégulièrement de points brillants, ayant d'ordinaire l'aspect et les réactions de la substance hyaline (fig. 27 v, y). Ces points se retrouvent aussi bien dans des cellules peu altérées que dans d'autres qui le sont à un haut degré (fig. 29 e).

En somme, les changements les plus minimes que l'on puisse reconnaître dans le corps des cellules ganglionnaires sont constitués par des zones vésiculaires ou rubanées de dissolution, en même temps que par une certaine tendance à la disposition ou à la séparation des prolongements cellulaires. Les changements plus avancés aboutissent à réduire la cellule à sa coque où à son squelette ; les contours persistent, mais la cellule ne contient plus que le noyau, placé dans un espace vide ou simplement entouré de quelques tractus ou granulations, débris du protoplama primitif (fig. 27 k, et fig. 29 f.). Ce résultat paraît tenir à l'extension et à la coalescence des zones de liquéfaction, et on peut facilement en suivre les progrès, de la cellule y (fig. 28) à la cellule d (fig. 29). Lorsque la cellule va plus loin encore dans son processus dégénératif, sa paroi disparaît, et il ne reste que le noyau, privé de protoplasma, dans l'espace primitivement occupé par le corps cellulaire.

La cellule peut se réduire à son noyau par un autre processus consistant non plus dans la dissolution du protoplasma, mais dans la séparation des couches extérieures du corps cellulaire. Sa surface devient d'abord inégale en quelques points, puis il se forme des crevasses, qui isolent de petits fragments de protoplasma dans l'espace péri-cellulaire ; le corps cellulaire se réduit ainsi de plus en plus, perd ses prolongements, et il finit par ne plus rester que le noyau, gisant dans l'espace péri-cellulaire, comme avec l'autre processus de destruction (fig. 27 k. ; fig. 29 f.).

Souvent du reste, cette destruction du corps cellulaire de dehors en dedans est combinée avec la formation de vésicules ou de canaux de liquéfaction à son intérieur.

Le sort des noyaux isolés ne peut être positivement déterminé, mais un certain nombre sans doute se détruit à son tour ; la membrane nucléaire et la substance chromatique se désagrègent, et finalement il ne reste que quelques fragments de celle-ci entourés d'un anneau plus ou moins complet de protoplasma qui se colore encore par les réactifs cellulaires.

La description que nous venons de donner des altérations des cellules ganglionnaires est particulièrement applicable aux cellules des couches profondes et surtout aux larges cellules de la 4e couche, caractéristique de la zone motrice : leur volume considérable rend en effet l'analyse de leurs altérations dégénératives particulièrement précise ; en outre, pour être aussi sûr que possible de ne pas confondre ces altérations avec des altérations cadavériques, nous avons choisi de préférence les cellules situées à l'extrême limite des coupes, et qui avaient par conséquent le plus de chances d'avoir été fixées dans leur état naturel ; enfin les espaces qui entourent ces cellules sont particulièrement restreints, ce qui éloigne encore la possibilité de modifications artificielles.

Du reste, — et c'est là un des caractères les plus frappants des dégénérations cellulaires sur notre pièce — ces dégénérations se présentent avec une fréquence et une intensité particulière dans les grandes cellules de la 4e couche, ce qui ne doit pas tenir seulement à ce qu'elles y sont plus faciles à reconnaître, mais aussi à ce qu'elles ont pour elles une véritable prédilection. Il est peu de ces cellules qui n'en présentent, à un degré ou à un autre, les diverses places. Il y a au contraire une grande quantité de cellules normales dans les couches plus profondes, où la dégénérescence ne s'attaque qu'à des cellules isolées ou réunies en petits groupes.

J'ajouterai que dans les espaces péricellulaires, d'ordinaire à la base d'une cellule saine ou malade, se trouvent souvent des petites cellules rondes entourées d'une couche mince de protoplasma, depuis une jusqu'à quatre ou cinq ; ces amas existent parfois dans les cerveaux normaux, et je ne saurais en dire ni la valeur ni la nature.

Il me reste à dire un mot de la couche des petites pyramides, couche que j'examine à part parce que pour elle, je ne peux exclure franchement la possibilité de lésions artificielles. Presque toutes ses cellules sont altérées et c'est à peine si l'on en trouve quelques-unes de normales sur les coupes. Le noyau entouré de peu ou pas de protoplasma loge dans un large espace vide, péricellulaire, ainsi qu'on le voit sur la partie droite de la figure 31. On trouve d'ordinaire cet aspect des petites cellules pyramidales sur toutes les écorces non préparées par les méthodes spéciales, et on le considère comme purement artificiel, dû à la grande facilité avec laquelle ces cellules se rétractent. Je dois toutefois ajouter qu'une altération analogue n'existait pas sur les petites cellules pyramidales d'un criminel exécuté par l'électricité, et dont l'écorce préparée et étudiée conjointement à la pièce pathologique dont je parle, m'a servi de point de repère. C'est une raison pour regarder ces modifications comme pathologiques dans le cas particulier, mais le doute étant possible, je les juge de bien moindre valeur que les altérations des cellules profondes, altérations définies, positives et significatives.

Les espaces lymphatiques péricellulaires ne m'ont pas montré d'altérations intéressantes ; ceux qui entourent les cellules normales ont conservé leurs limites bien nettes et leurs rapports habituels avec les corps cellulaires. Ceux qui entourent les cellules dégénérées paraissent agrandis, effet simplement produit par l'atrophie de la cellule contenue.

La substance basale, formée comme on sait, en grande partie des prolongements des cellules ganglionnaires, présente sans doute des altérations parallèles à celles de ces cellules, mais la méthode de Golgi elle-même ne permet pas de les reconnaître. Au plus fort grossissement, un certain nombre des plus larges prolongements situés dans cette substance montre une certaine irrégularité de leurs bords. Dans l'un d'eux j'ai trouvé une vésicule claire analogue à celles décrites plus haut dans les cellules ganglionnaires en dégénérescence (fig. 29 a).

Pour ce qui regarde *la distribution des altérations des cellules ganglionnaires*, elle ne se limite pas sur la pièce à la région du corps étranger, mais y est répandue sur toutes les coupes, même sur celles prises à ses limites latérales.

Il semble que les altérations des cellules ganglionnaires doivent faire partie d'un *processus extrêmement lent* : Il n'y a rien là qui ressemble au gonflement et à l'altération rapide que l'on trouve dans les lésions aiguës de la moelle. Il est donc probable que les cellules corticales atteintes peuvent s'arrêter fort longtemps aux premiers stades de la dégénération.

Les modifications de la névroglie. — Sur des coupes de cortex normal colorées par les méthodes ordinaires, les cellules névrogliques se montrent sous forme de petites cellules rondes, distribuées à profusion dans toutes les couches de l'écorce sauf dans les couches stériles et leur vraie forme ne devient appréciable qu'à l'aide de la méthode de Golgi. Ces cellules sont très irrégulièrement distribuées ; dans certaines couches elles sont très rapprochées les unes des autres ; dans certaines autres, beaucoup plus dispersées. Aussi, dans ce tissu arrangé d'une façon diffuse, sans contraste avec les tissus environnants, déterminer une légère augmentation du nombre des jeunes cellules névrogliques qui ressemblent exactement aux cellules procréatrices qui les entourent est souvent un insoluble problème. Lorsque les jeunes cellules névrogliques, un peu plus avancées en évolution possèdent un corps cellulaire plus volumineux, avec des prolongements commençants, il est bien souvent impossible de les distinguer des cellules ganglionnaires environnantes de même volume. Aussi la prolifération névroglique est-elle très difficile à reconnaître dans ses premiers stades.

Toutefois, certains points de mes coupes montrent des amas nets de cellules très abondantes et très jeunes.

Ces amas sont surtout manifestes dans la couche des petites pyramides. En quelques points de cette couche existent des groupes de petites cellules rondes, qui tout en n'étant pas exactement circonscrits, sont toutefois suffisamment agglomérés pour être beaucoup plus faciles à reconnaître que les cellules névrogliques disséminées dans cette même couche. La comparaison avec la couche stérile facilite aussi

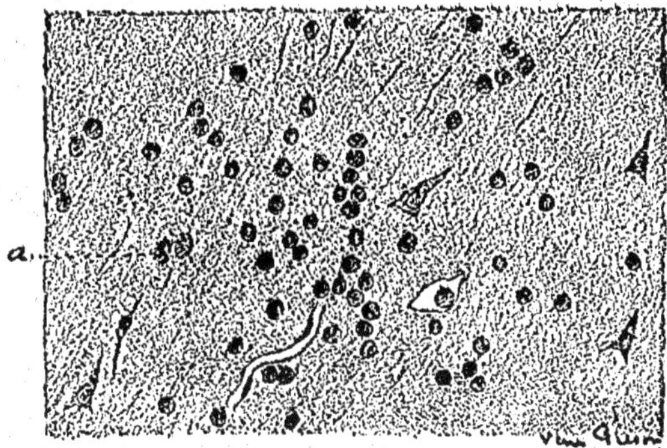

Fig. 30. — Un groupe de jeunes cellules névrogliques siégeant dans la couche des petites pyramides.

la reconnaissance de ces groupes cellulaires. Dans deux cellules, j'y ai trouvé des traces positives de mitose (fig. 30 a, et à un grossissement plus considérable fig. 32 b).

Dans les couches profondes existent des groupes semblables de cellules névrogliques en prolifération, mais beaucoup moins nets, et bien difficiles à distinguer des cellules névrogliques normales qui là sont très rapprochées les unes des autres. Une seule fois, au bord d'une de mes coupes j'ai vu dans ces couches un groupe bien distinct des cellules voisines, groupe différemment disposé et semblant être nettement un amas de jeunes cellules névrogliques.

Ces jeunes cellules ont l'aspect de cellules indifférentes ; elles ont une enveloppe mince et sphérique de protoplasma qui au début n'a pas de prolongements. A un stade plus avancé, il présente des saillies pointues ou ovalaires, enfin des prolongements branchés.

On trouve aussi sur les coupes des cellules névrogliques plus âgées ; elles sont plus particulièrement simples à reconnaître dans la couche des petites pyramides par ce qu'il n'y a pas risque à ce niveau de les confondre avec de petites cellules ganglionnaires, ces petites cellules, pyramidales, étant toutes extrêmement étroites ; mais si des groupes névrogliques de même âge existent dans les couches profondes on ne peut les distinguer franchement à cause de leur ressemblance étroite avec les cellules ganglionnaires petites ou polymorphes.

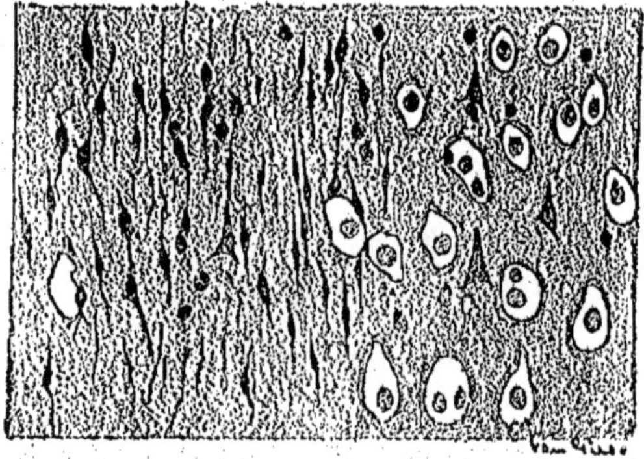

Fig. 31. — Un groupe de cellules névrogliques plus âgées siégeant dans la couche des petites pyramides.

La figure 30 permet de se rendre compte de cette difficulté

qu'on a à distinguer les cellules névrogliques néoformées des cellules ganglionnaires ; ces deux variétés de cellules semblent être des cellules névrogliques ; elles ont des corps cellulaires larges et transparents. Les deux groupes de cellules névrogliques ont été trouvés au milieu des larges cellules ganglionnaires de la 4e couche, et rendent manifeste la prolifération névroglique dans cette importante couche de la zone motrice. Enfin dans un seul cas une cellule névroglique très volumineuse a été trouvée dans les couches plus profondes (fig. 32, c.) Le long de cette cellule se trouvaient les restes du noyau d'une cellule ganglionnaire dégénérée.

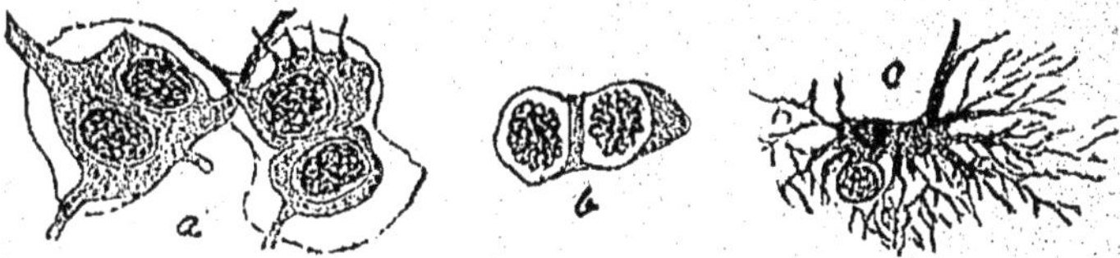

Fig. 32. — Cellules névrogliques isolées prises dans les différentes couches du cortex. A : Deux cellules névrogliques des couches profondes, probablement en voie de prolifération. B : Cellules indiquées dans la figure 30 en *a*, à un plus grand développement, et montrant des traces de karyokynèse. C : Grande cellule araignée en contact avec le noyau d'une cellule ganglionnaire complètement dégénérée.

Il y a donc sur la pièce étudiée une prolifération névroglique très récente et très limitée : On a du reste l'impression de n'en voir qu'une partie, dans les couches favorables à cet examen, telles que la couche des petites pyramides, mais il y a des indices de cette prolifération dans les couches profondes (fig. 32) indices montrant que le processus n'est pas limité aux régions où on le reconnaît le plus aisément, mais qu'il envahit aussi les couches sous-jacentes, peut-être du reste à un moindre degré.

L'hyperplasie névroglique est *irrégulièrement distribuée* et se rencontre sur toutes les coupes, même à distance du corps étranger, et souvent sous forme d'îlots. La plupart des coupes portant sur la région déprimée du cortex présentent une légère concentration de l'hyperplasie, sous forme de petites cellules jeunes et rondes ou de cellules en fuseau plus âgées, dispersées çà et là au milieu des petites cellules pyramidales.

L'hyperplasie névroglique de même que la dégénération des cellules ganglionnaires, semble évoluer avec une *lenteur exceptionnelle.*

Les *vaisseaux du cortex* sont de structure normale, mais par places ne présentent plus leur distribution habituelle. En certains points, des réseaux de capillaires anastomosés venus de la pie-mère pénètrent le cortex, entourés d'une zone de prolifération névroglique plus ou moins intense, en forme de coin sur une coupe. La figure 26 représente cette disposition schématiquement en Z.

Examen microscopique du cas II.

Sur notre seconde pièce la prolifération conjonctive a altéré, bien davantage que dans le précédent, la structure et la topographie de l'écorce qu'elle a envahi par traînées irrégulières, et qui a subi beaucoup plus largement la transformation névroglique.

La pièce enlevée par l'opérateur avait 2 centimètres de diamètre, et de 4 à 7 millimètres d'épaisseur : elle fut durcie dans l'alcool fort et les coupes incluses dans la celloïdine colorées comme dans le cas précédent.

Elle comprend une couche externe de tissu conjonctif et une couche sous-jacente d'écorce ; à l'une des extrémités de la pièce, une nouvelle couche fait son apparition, formée par un fragment adhérent de cuir chevelu ; partout ailleurs, cette troisième couche fait défaut. Une coupe de

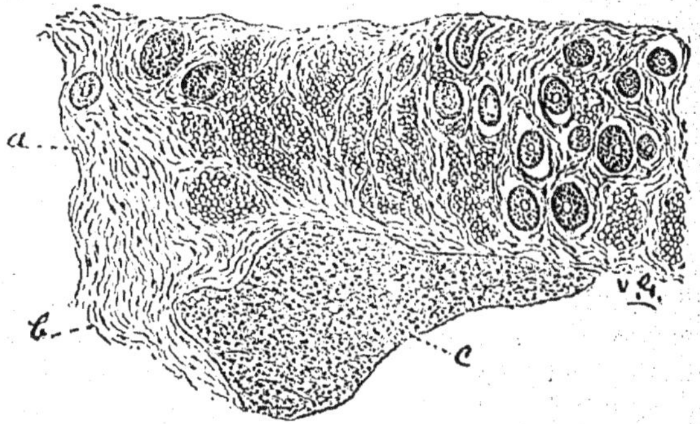

Fig. 33. — Coupe à travers le cuir chevelu, et le cortex très adhérent (cas II).

la partie de la pièce où le cuir chevelu est adhérent présente l'aspect représenté fig. 33. Le cuir chevelu (*a*) avec ses amas de cellules graisseuses et ses follicules pileux coupés obliquement recouvre et entame partiellement un fragment d'écorce altérée. Le cuir chevelu présente des altérations atrophiques peu marquées et son adhérence au cerveau est plutôt faible ; le cortex lui est plutôt sous-jacent simplement qu'attaché et il n'y a point de vaisseaux qui passent de l'un à l'autre.

Un prolongement de tissu conjonctif plus dense, à l'extrême limite de la pièce, se détache de la face interne du cuir chevelu, et tend à entourer partiellement le fragment dégénéré de cortex. Ce prolongement se confond avec, ou peut-être n'est qu'une partie de l'épaisse lame de tissu conjonctif qui forme la couche enlevée sur le reste de la pièce.

La portion de cortex sous-jacente au cuir chevelu présente des altérations très accentuées. Les cellules ganglionnaires y sont gravement dégénérées ; beaucoup sont réduites à leur squelette entourant le noyau, et un bon nombre doivent avoir complètement disparu. Il y a d'autre part une augmentation très nette du nombre et du volume des cellules névrogliques. Modifications qui l'une et l'autre sont à un stade très avancé et faciles à reconnaître.

Les coupes à travers le centre de la pièce montrent des amas de tissu conjonctif dense envahissant les circonvolutions. Celles-ci, sur chaque coupe sont au nombre de trois (A, B, C, fig. 34), deux attaquées par le tissu conjonctif, la troisième ayant échappé à cet envahissement.

La circonvolution A, quoique non enveloppée de tissu conjonctif et ayant gardé sa forme et son volume, est considérablement altérée ; les cellules ganglionnaires y présentant d'une façon très intense les diverses phases caractéristiques de leur dégénération. Un très grand nombre en sont encore aux stades précoces et les moins marqués de cette dégénération : quelques-unes ont atteint les stades plus avancés tendant à la destruction complète de la cellule. Ces derniers sont si frappants qu'ils rendent plus facile la reconnaissance des altérations légères.

La névroglie de la substance grise n'est pas hypertrophiée d'une façon appréciable, mais la substance blanche présente un nombre considérable de cellules fusiformes et

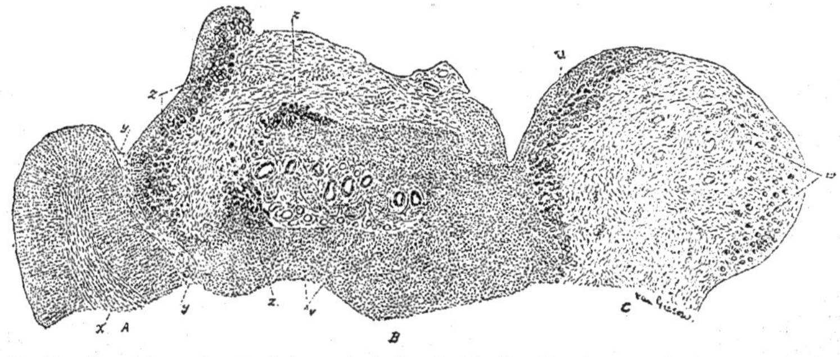

Fig. 34. — Coupe à travers le centre du fragment enlevé montrant la disposition des masses de tissu conjonctif dense qui remplace diverses parties des circonvolutions. La circonvolution A qui a conservé son aspect et son volume, montre des modifications microscopiques très intenses. La circonvolution B en partie remplacée par du tissu conjonctif, est très gravement altérée dans les portions subsistantes par l'hyperplasie névroglique. En ZZZ, le cortex est transformé en îlots isolés ou associés de tissu névroglique. V est une région où le cortex, devenu névroglique, est en désintégration. La circonvolution C est encore plus profondément envahie par le tissu conjonctif, et montre en U et en W la transformation du cortex en îlots de névroglie.

chevelues ; au sommet de la circonvolution, cette hypertrophie névroglique s'étend à une petite distance dans la substance grise, en paraissant suivre le trajet des fibres nerveuses.

Au niveau de la circonvolution B, apparait l'amas conjonctif, déprimant le sommet de la circonvolution et en quelques points divisant les parties superficielles de sa substance grise en petits îlots ou traînées tubulaires plus ou moins complètement entourées de tissu conjonctif. Le tissu de cette circonvolution présente une grande tendance à se transformer en tissu névroglique, et même, aux points Z Z Z, il est constitué entièrement par les cellules de ce tissu, caractérisées par leurs prolongements ramifiés et anastomosés, dans les autres points, c'est à peine si l'on trouve quelques cellules ganglionnaires dégénérées, perdues au milieu des éléments névrogliques hypertrophiés et ces quelques cellules permettent seules de distinguer la substance grise de la blanche.

Dans la circonvolution C, la production de tissu conjonctif est encore plus considérable, et la substance corticale encore plus réduite ; on y voit des masses isolées de tissu cortical, qui coupées suivant leur longueur, ressemblent à de courts cylindres enroulés ; quelques-unes de ces masses sont complètement isolées au milieu du tissu conjonctif dense où elles forment de petits îlots de tissu névroglique (w.).

Examiné avec plus de détails sur une coupe à la jonction du tissu conjnctif et du cortex, ce processus de dissociation se montre avec les caractères notés par la figure 35, qui représente une partie de la circonvolution B. On peut y reconnaître quatre couches. La première, du côté opposé au cortex, est la couche très épaisse de tissu conjonctif dont la disposition topographique a été étudiée tout à l'heure ; c'est la couche a ; elle est composée de tissu conjonctif ordinaire, plutôt dense, avec ses faisceaux de fibres

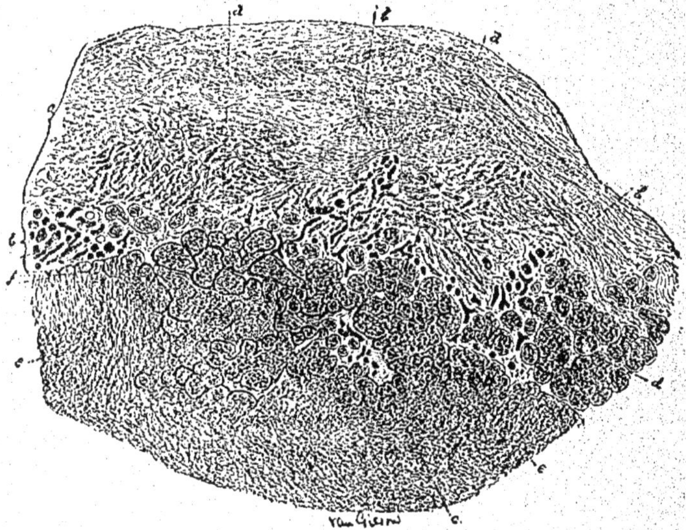

Fig. 35. — Montre avec plus de détails la formation des îlots névrogliques par transformation du cortex au voisinage de la couche conjonctive : quatre couches : a) couche de tissu conjonctif dense ; bbb) couche vasculaire ; ddd et c) couche des îlots névrogliques ; cc) cortex encore continu, mais largement transformé en névroglie.

entrecroisés et dirigés dans tous les sens ; elle contient un très petit nombre de vaisseaux sanguins. La deuxième couche, immédiatement sous-jacente, est une couche vasculaire composée d'une agglomération de vaisseaux à parois minces dont la plupart paraissent de formation récente ; cette deuxième couche est visible en b, b, b et en c. La troisième couche, d, d, d est formée par les îlots, réunis ou isolés, de tissu névroglique. Enfin la quatrième couche représente le cortex, où le tissu névroglique s'est considérablement hypertrophié tandis que les cellules ganglionnaires sont très dégénérées ou complètement disparues.

La troisième couche semble devoir pour la plus grande part, sinon entièrement, son origine à l'agencement topo-

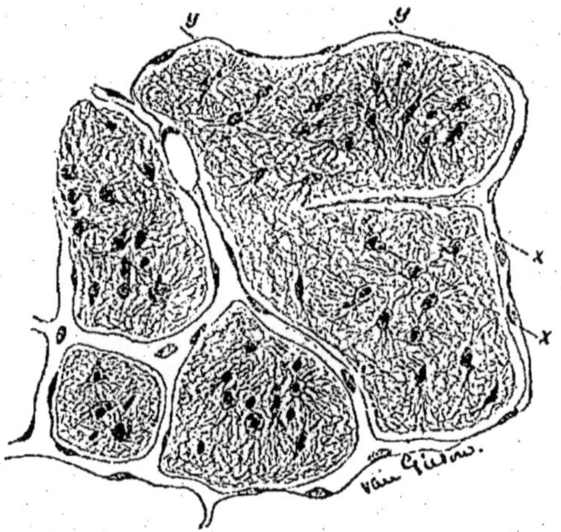

Fig. 36. — Rapports des capillaires avec les masses névrogliques insulaires : gg capillaire affaissé, xx pointe protoplasmique pleine destinée à devenir un vaisseau et à couper en deux une masse insulaire.

graphique des vaisseaux néoformés de la deuxième couche. Ces vaisseaux à paroi mince pénètrent le tissu cérébral, en s'anastomosant les uns avec les autres, en envoyant des poussées secondaires et isolant des îlots de tissu conjonctif déjà largement converti en tissu névroglique. Sur la figure 35, en f, on voit les premiers stades de ce processus.

Ainsi la zone d'îlots névrogliques semble due à l'action dissociante des vaisseaux néoformés ; du reste la zone vasculaire accompagne partout la zone d'îlots, la séparant de la couche conjonctive. Sur la figure 36 on voit d'une façon détaillée cette relation des vaisseaux et des îlots névrogliques. Les capillaires, dont l'un en y y est collabé, entourent les ilôts ; on voit même en x, une pointe proto-

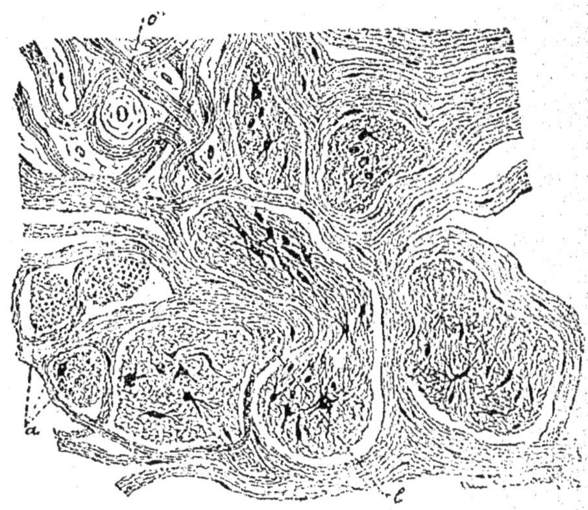

Fig. 37. — Structure fine des îlots névrogliques, et leur persistance au milieu du tissu conjonctif dense. En *a* les prolongements des cellules névrogliques sont coupés transversalement et en b deux pointes venues d'un îlot névroglique pénètrent dans les traînées intermédiaires.

plasmique en voie de subdiviser un de ces îlots et qui est bien évidemment destinée à devenir elle-même un capillaire, qui par jonction avec le capillaire perpendiculaire eut divisé plus tard l'îlot primitif en deux îlots égaux.

Quelques-uns des îlots persistent au milieu même du tissu conjonctif, dont les faisceaux se sont infiltrés le long du trajet des capillaires.

La figure 37 montre avec une grande netteté la structure fine des îlots ; ils sont formés de cellules névrogliques larges et transparentes complètement englobées dans le conglomérat formé par leurs prolongements. En *a*, ces prolongements ont été coupés perpendiculairement à leur direction ; en *b* deux prolongements névrogliques plongent dans une cloison conjonctive ; un vaisseau en *c*, a une paroi épaissie ou hyaline.

Enfin il est à noter que le cortex, a une petite distance de la masse conjonctive, est très altéré par la dégénération de ses cellules ganglionnaires et l'hypertrophie de sa névroglie.

Remarques. — Il est très difficile de suivre méthodiquement toutes les phases du processus de sclérose lorsqu'on ne peut étudier toute la partie envahie du cortex. Sur nos pièces manquaient les limites de la lésion, ses rapports avec les méninges, en somme ce qui eut permis d'en préciser la distribution topographique ainsi que de résoudre la question de son origine, et celle de la formation du kyste découvert pendant l'opération. La nappe de tissu conjonctif s'est sans doute accrue très lentement en ayant pour point de départ les méninges, et en provoquant, par désintégration du tissu cortical sous-jacent la formation d'un kyste ; un processus analogue est du reste visible en certains points. La dissociation toute spéciale d'îlots névrogliques rappelle ce qu'on voit dans les méningocèles des petits enfants, mais la présence dans le cas d'épilepsie d'une lésion congénitale ne peut être que supposée, non basée sur des faits précis.

Résultats de la trépanation dans l'épilepsie.

En jetant un coup d'œil sur le résultat thérapeutique de cas que nous avons réunis, il est manifeste que, le plus souvent, l'opération n'a pas amené la guérison permanente de l'épilepsie, et cela parce que la lésion ne pouvait être supprimée. Il est sans doute possible et utile de soulever un os déprimé, d'enlever un kyste, de reséquer une masse conjonctive ou une tumeur qui comprime le cortex; mais d'autre part, il est bien inutile de rompre des adhérences durales ou pie-mériennes, qui se reformeront après l'opération. A plus forte raison lorsque de la pie-mère pénètre dans le cerveau un infiltrat conjonctif irritant ou détruisant les cellules motrices : sans doute, la zone sclérosée aussi bien qu'une portion corticale ramollie, peuvent être enlevées mais cette ablation est suivie de la formation d'une cicatrice qui agit à son tour comme agent d'irritation.

En somme les lésions dans les cas de ce genre sont telles que l'opération ne peut guérir le malade ; l'impossibilité où le chirurgien se trouve d'enlever complètement les parties malades me semble très suffisamment expliquer les insuccès observés.

Mais alors, faut-il continuer à trépaner les épilepsies traumatiques ou localisées ; en s'arrêtant seulement à la moyenne des résultats qui est défavorable, on dirait plutôt non ; mais il faut prendre en considération que sans opération, la détermination précise des lésions est impossible et que parfois ces lésions peuvent être supprimées : l'intervention doit donc être entreprise, si on peut le faire sans danger ; elle a indiscutablement guéri un certain nombre de patients.

On doit donc dire au malade : vous avez une lésion du cerveau, elle cause vos attaques, et peut être curable par une opération, ce qu'on ne peut savoir avant d'opérer. Sans doute l'opération a des chances et beaucoup de chances de ne pas amener la guérison, mais c'est le seul mode de traitement dont on puisse espérer quelque chose, sans courir beaucoup de dangers.

CHAPITRE III

Trépanation dans l'idiotie microcéphalique.

Types cliniques de microcéphalie infantile (1). — Cas paralytiques (2). — Imbécillité (3). — Défectuosités sensorielles. — Crises épileptiques chez ces enfants. — Anatomie pathologique de ces cas. — La craniotomie et ses résultats. — Statistique. — Cas personnels. — Conclusion.

Le traitement médical de l'idiotie infantile est si insuffisant que la proposition faite récemment de recourir dans ces cas à la chirurgie a excité une grande curiosité. Le public, aussi bien que les médecins, est anxieux de savoir ce qu'on peut attendre de la craniotomie, et demande des faits décisifs. La question est de l'importance la plus immédiate pour les neurologistes, qui ont à confier ou non le malade à l'opérateur.

La craniotomie, destinée à produire une ouverture crânienne de quelque étendue, pour décomprimer le cerveau ou pour stimuler, par un processus mal déterminé, son développement, a été proposée et faite dans des cas très divers.

Divers types cliniques.

Ces cas peuvent être assez simplement divisés en trois groupes. Premièrement, les cas d'hémiplégie avec ou sans athétose; secondement, les cas d'imbécillité à tous les degrés; troisièmement, les cas de défectuosités sensorielles de types différents. Des attaques épileptiformes de petit ou de grand mal surviennent souvent chez les malades de ces trois groupes : la question que nous étudions englobe donc celle de la trépanation dans l'épilepsie organique de l'enfance.

1° L'hémiplégie cérébrale infantile a été si bien étudiée ces temps derniers et l'on a tant écrit sur elle, qu'il n'est pas nécessaire de nous arrêter longuement à ce premier groupe de faits. L'affection est caractérisée par le subit développement d'une paralysie unilatérale après une série de convulsions accompagnées de haute température; puis, lorsque la période aiguë a cessé, la paralysie s'améliore graduellement, et enfin s'établit un état stationnaire dans lequel la face n'est plus que légèrement affectée dans ses mouvements volontaires ou automatiques, la parole généralement récupérée si elle avait été perdue, le membre supérieur gravement paralysé, les doigts maladroits et quelquefois atteints d'athétose, la jambe tenue raide si bien que l'enfant boîte et parfois a un pied bot.

Il y a des cas légers où les symptômes se limitent finalement à la gêne des doigts; il y en a de graves où persiste une hémiplégie double : les deux moitiés du corps sont également affectées, les deux membres supérieurs impotents, les deux jambes si raides et en adduction si prononcée que la marche est impossible.

Dans tous les cas, les membres paralysés, affectés dans leur développement, sont plus petits, plus froids, plus faibles que les autres; les réflexes y sont exagérés, mais les réactions électriques n'y sont pas modifiées qualitativement et la sensibilité y est normale. Il s'agit là d'une infirmité définitive : quoique la division des muscles ou tendons contracturés et l'application d'ingénieux appareils, puissent corriger les difformités et rendre les parties paralysées utilisables, quoique d'autre part l'application de l'électricité aux muscles les plus atteints puisse améliorer leur nutrition et prévenir les contractures résultant de l'inégale force des antagonistes, une amélioration marquée est impossible.

Dans plus de la moitié des [illegible] de ce genre, il y a des attaques épileptiques fréquentes.

Ce type est si commun qu'il est vraiment inutile d'en citer des exemples ; on trouvera la description très complète de ses variétés dans la monographie classique d'Osler et Sachs sur les « paralysies cérébrales des enfants » ; l'observation d'un de mes cas, opéré par le D[r] Mc Burney, et cité plus bas, pourra servir d'exemple pour l'évolution ordinaire de ses symptômes.

Les détails cliniques les plus importants ont trait à la date et au caractère du début, au degré de la guérison spontanée, à la sévérité de l'épilepsie.

Les cas qui datent de la naissance peuvent être divisés en ceux où il y a eu quelque traumatisme pendant le travail, et ceux où il n'y a rien eu d'anormal de ce côté. Dans la première condition on peut penser que les symptômes sont dus à une hémorrhagie intracrânienne, habituellement méningée ; dans la seconde, une encéphalite intra-utérine, ou quelque autre cause inconnue, s'est probablement opposée au développement du cerveau fœtal. Je ne connais pas de moyen de différencier d'une façon positive ces deux catégories de faits. Dans les cas où le début se fait subitement après la naissance, il faut penser à une cause analogue à celle de l'hémiplégie de l'adulte, et comme Ashby l'a bien montré, soit à l'encéphalite, soit à une hémorrhagie ou une embolie.

Les attaques d'épilepsie sont dans ces variétés habituellement plus fréquentes et plus graves que dans l'épilepsie idiopathique. J'ai suivi un malade qui a eu jusqu'à vingt attaques par jour pendant des semaines. Ces attaques ne tuent pas sans doute, mais rendent la vie insupportable, et tous les moyens doivent être tentés pour les guérir. Du reste, lorsque les attaques sont rares elles peuvent bénéficier à quelque degré de l'emploi des bromures.

2° Le second groupe de faits présente plutôt des symptômes mentaux que physiques : les petits malades apprennent tard à marcher, semblent incapables de fixer leur attention sur quoi que ce soit, sont perpétuellement agités, jettent, brisent, ou portent à leur bouche tout ce qui est à portée de leur main, sont très difficiles à diriger, à cause de leur incapacité à retenir et à combiner leurs impressions et ne sont pas capables d'apprécier les punitions qu'on leur inflige ; ils ont parfois une perception satisfaisante, reconnaissent les personnes et les objets, s'intéressent aux couleurs brillantes, à la musique, aux caresses, mais sont incapables de raisonnement, de jugement, de volonté. Quelques-uns bavent sans cesse, ne peuvent prendre des habitudes de propreté, et sont manifestement imbéciles. D'autres sont normaux, même très précoces, sur certains points, ont un réel talent pour la musique, la danse, sont supérieurs en mathématique, en musique, mais ne peuvent acquérir aucune idée morale, aucun attachement, sont mauvais, se laissent aller à toutes leurs impulsions, et font le désespoir de leurs parents et de leurs professeurs. Ils restent incapables toute leur vie de se suffire ou de se diriger. En voici quelques exemples :

G. M. âgé de 21 ans, a les apparences et les allures d'un enfant de 14 ans. La tête est petite et étroite, le front bas, la face petite et l'expression stupide. Il a toujours été d'une intelligence restreinte, incapable de travailler longtemps ou à quoi que ce soit de difficile. Il commence du reste à se rendre compte de son insuffisance et est inquiet et sauvage. Il n'a jamais été maître de ses excès de colère et actuellement son irritabilité est devenue extrême. Il a des sortes de crises pendant lesquelles il est extrêmement agité, se met à crier sans but, cache ou détruit tout ce qui lui tombe sous la main, devient furieux et violent lorsqu'on le contre-carre : ces attaques durent 3 ou 4 heures pendant lesquelles il est nécessaire de le surveiller : lorsqu'elles sont passées, il n'a aucun souvenir de ce qui est arrivé ou de ce qu'il a fait. Pas de paralysie ni de trouble sensoriel. Le malade sait parler, écrire, jouer du violon et dessiner, mais comme il est incapable de rien faire d'une façon suivie, il est une véritable charge pour sa famille.

J'ai pour le moment en observation trois enfants, entre trois et quatre ans, qui sont en apparence bien constitués, entendent et voient, mais ne parlent absolument pas. Sans doute ils profèrent des sons, mais sans articulation distincte, et toute tentative d'instruction dans ce sens a été infructueuse. Tous les trois sont vifs, attirés par tout ce qui peut les intéresser, mais incapables de fixer longtemps leur attention. Ils sont perpétuellement agités, se tournent de tous côtés, causent avec leur main, paraissent parfaitement comprendre ce qu'on leur dit, y obéissent à l'occasion, remarquent la musique et les airs, mais sont aussi muets que s'ils étaient parfaitement sourds. Leur intelligence est bien développée, quoique deux d'entre eux urinent sous eux, sans prévenir. Somme toute, sans la mutité on croirait qu'il s'agit d'enfants tout à fait normaux. Ni l'un ni l'autre n'a de crises épileptiformes.

3° Le troisième groupe de malades est moins commun : il échappe même à une observation qui n'est pas attentive. Le sujet ne présente ni troubles moteurs, ni troubles intellectuels, quoiqu'il puisse avoir des crises épileptiformes. Il a des troubles sensoriels. Il est probable qu'un bon nombre de cas de surdi-mutité rentrent dans cette classe : Rheinhardt a décrit un cas dans lequel une surdité permanente était due à une défectuosité manifeste des circonvolutions temporales des deux côtés ; Donaldson a noté le développement très insuffisant des circonvolutions temporales et occipitales chez Laura Bridgman, sourde et aveugle. Le cas suivant, analogue, me semble mériter d'être rapporté avec détails :

Il s'agit d'une fillette de 14 ans qui a souffert toute sa vie d'attaques fréquentes de petit mal, entremêlées de quelques attaques de grand mal, habituellement précédées d'un aura épigastrique, jamais d'aura visuel et caractérisées par des convulsions générales jamais unilatérales. Autrefois elle a eu de 2 à 6 attaques de petit mal par jour et une attaque de grand mal par semaine, tandis qu'aujourd'hui, après 3 ans de traitement bromuré, elle n'a plus que 3 ou 4 petites attaques par semaine et n'a pas eu de grande attaque depuis deux ans. Son cas évolue donc avec les allures d'une épilepsie ordinaire.

Mais après examen attentif on constate qu'il existe un léger strabisme divergent, et une hémianopsie gauche bilatérale homonyme ; les champs visuels sont très diminués, non tout à fait symétriquement, le champ de la vision s'étendant à 10 degrés au delà du point de fixation dans les deux yeux, tandis que sa périphérie est légèrement rapprochée du centre même dans le champ de la vision nette ; cet état n'a été découvert qu'à 11 ans quoique la mère de l'enfant eut remarqué depuis longtemps qu'elle tenait habituellement sa tête tournée du côté gauche, mouvement qu'elle exagérait pour regarder les objets. Un examen du Dr Welster fit découvrir l'hémianopsie. L'enfant affirme qu'elle a toujours vu comme maintenant et qu'elle n'a jamais été capable de distinguer les objets s'approchant d'elle du côté gauche : cela confirme le fait connu que l'hémianopsie peut demeurer inaperçue pendant des années, ou si elle est notée par le patient, être considérée comme une cécité de l'œil dont le champ visuel est le plus rétréci.

La mère nous apprend que l'enfant a été délivrée avec beaucoup de difficulté, le travail prolongé, la tête très meurtrie, avec un large hématome à sa partie postérieure. A l'exploration on trouve en effet, au niveau de la région occipitale droite, une dépression marquée du crâne, reportant régulièrement à droite la ligne de partage des cheveux ; la différence entre les deux côtés est très facile à apprécier en regardant la tête d'en haut, ou par le toucher. Il est donc raisonnable de supposer que la fillette à un développement défectueux du lobe occipital droit, s'étendant au cortex et à la zone sous-corticale, puisque Wilbrand a démontré qu'une lésion purement corticale produit des modifications symétriques du champ visuel, tandis qu'une lésion sous-corticale produit des modifications asymétriques. D'autre part les pupilles réagissent à la lumière même dans la portion aveugle du champ visuel, ce qui prouve bien que la lésion n'est pas dans le tractus optique ; enfin il n'y a ni hémianesthésie, ni hémiplégie, ce qui éloigne l'idée d'une lésion du thalamus ou du voisinage de la capsule interne.

Peterson et Fisher ont dit que l'atrophie cérébrale des enfants s'accompagnait de développement asymétrique du crâne, d'absence de la convexité normale au niveau de la zone atrophiée ; en effet ici la déformation se trouve juste au niveau de la région corticale qu'on peut supposer malade.

Cette malade est donc un type d'épilepsie d'origine organique. Il est intéressant qu'une diminution notable du nombre des attaques ait suivi le traitement bromuré, mais cela se voit aussi dans les cas d'épilepsie avec hémiplégie infantile.

La question importante à décider dans ce cas est celle de la possibilité d'une intervention chirurgicale. Sans doute les antécédents de la malade peuvent faire supposer qu'il s'agit d'une hémorragie sur ou dans le lobe occipital, survenue au moment de l'accouchement. Cette hémorragie aurait par compression empêché le développement du lobe, puis se serait résorbée, laissant seulement à sa place une trace de tissu conjonctif ; mais on sait que le développement du cerveau s'arrête vers 14 ans, et il faut se demander si l'ablation de la plaque conjonctive permettrait à ce développement de se faire. Il est très probable que la vision serait améliorée, mais en serait-il de même de l'épilepsie ? Ainsi que dans les cas d'hémiplégie ou d'imbécillité infantile, la question est grave, car de sa solution dépend tout l'avenir de l'individu.

Le cas de ma malade n'est pas du reste unique. Mœli (1) a récemment publié 3 cas d'hémianopsie dus à un développement défectueux du lobe occipital avec porencéphalie ou hydrocéphalie considérable, constatés chez des adultes, dont l'un était épileptique ; dans ces trois cas, l'affection datait de l'enfance, dans aucun l'opération n'a été fructueuse et dans tous les dégénérescences secondaires s'étaient étendues jusqu'aux tractus optiques. Henschen (2) rapporte deux cas d'hémiplégie infantile avec hémianopsie, et

(1) MŒLI. *Archiv für Psych.*, XXII, p. 2.
(2) HENSCHEN. *Pathologie des Gehirns*, p. 32, 33.

Freund (1) en note deux cas également. Il est en outre probable que ce symptôme a bien souvent paru inaperçu, faute d'examen.

En tout cas il est évident que la microcéphalie présente trois types cliniques, chacun susceptible de s'accompagner de crises épileptiformes. Il est du reste très possible qu'un malade présente les symptômes des trois types, et en pratique, il y en a beaucoup chez qui l'on trouve à la fois des troubles mentaux, sensoriels et de l'hémiplégie, comme chez un individu dont on trouvera plus loin l'histoire : toutefois, il est usuel que l'une des sortes de symptômes soit prédominante, aussi me semble-t-il nécessaire de constituer un quatrième groupe avec les cas anormaux de ce genre complexe.

Lorsqu'un malade appartenant à l'une quelconque de ces catégories se présente au neurologiste, et que la question du traitement chirurgical est soulevé, il faut bien se dire qu'il s'agit là d'une affection stationnaire, sans danger pour la vie, et que d'autre part l'opération est grave sans permettre d'espérer un grand développement cérébral. Il y a du reste des cas où les crises épileptiformes sont si fréquentes qu'on devrait tout faire si l'on était seulement sûr de les arrêter. En somme la solution du problème exige l'étude des conditions anatomo-pathologiques, et des résultats obtenus jusqu'à présent.

(1) FREUND. Ueberemianopsie im frühesten Kindeshalter. *Wiener medicinische Wochenschrift*, 1888, p. 1081.

Conditions anatomo-pathologiques.

Les lésions anatomo-pathologiques trouvées dans les trois classes précitées de faits peuvent être aujourd'hui décrites d'après un grand nombre d'observations publiées.

Elles sont diverses de type, d'origine, de siège mais un

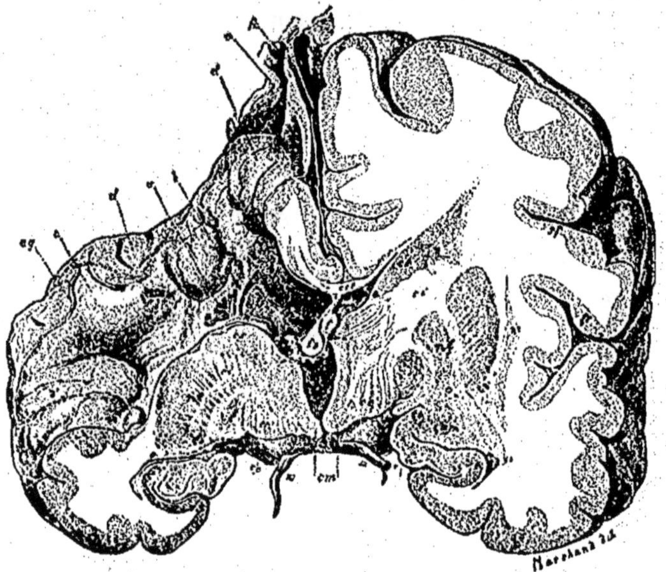

Fig. 38. — Coupe frontale d'un cerveau porencéphalique. L'hémisphère gauche est normal; l'hémisphère droit est atrophié en totalité et présente, au niveau de la région motrice, un vide qui s'étend jusqu'au ventricule. Les ganglions de la base sont atrophiés. Ce genre de lésion est toujours congénital (Shattenberg).

examen attentif montre que la variété des symptômes dépend plutôt du siège que de la nature des lésions, d'autre part que les processus divers trouvés ont tous, pour résultat l'atrophie scléreuse du cerveau.

1° Dans les cas de notre premier type, l'atrophie occupe la zone motrice : circonvolutions rolandiques et immédiatement voisines, tractus moteur sous jacent, habituellement aussi ganglions de la base. Dans notre second type, la sclérose siège dans la portion antérieure du cer-

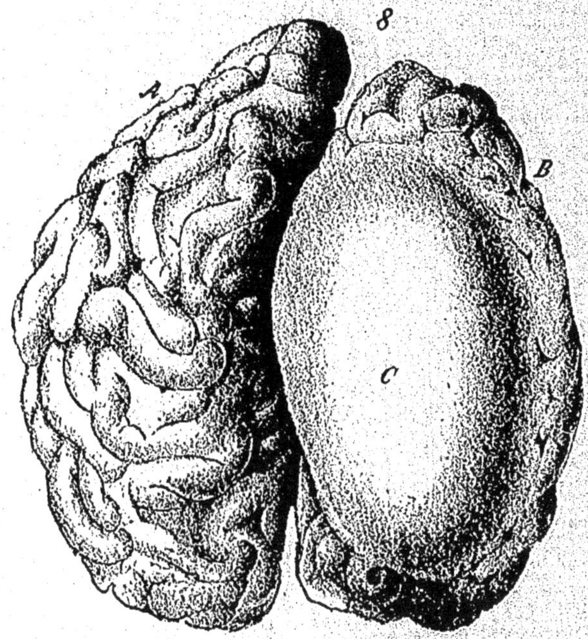

Fig. 39. — Face supérieure du cerveau d'un idiot avec hémiplégie et épilepsie. L'hémisphère droit tout entier est atrophié. C'est l'arachnoïde épaissie et formant la paroi d'une cavité kystique qui remplace en partie l'hémisphère.

veau, souvent dans l'hémisphère entier, d'une manière plus ou moins générale. Dans notre troisième type, elle envahit les parties postéro-latérales des hémisphères.

En somme la variété de siège fait varier les symptômes comme on devait s'y attendre, étant donné la localisation des fonctions corticales.

La limitation de la sclérose dans certains cas a fait supposer qu'elle pouvait être d'origine vasculaire, d'autant plus qu'on l'a souvent trouvée restreinte à un territoire artériel. Le point faible de cette hypothèse est qu'aux autopsies on ne trouve d'ordinaire ni altérations morbides,

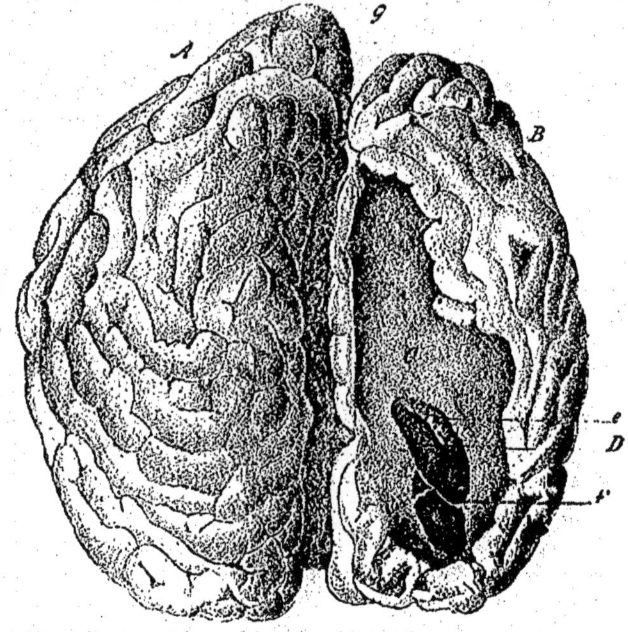

Fig. 40. — Face supérieure du cerveau d'un idiot. Après ablation de l'arachnoïde la cavité porencéphalique est ouverte. Le cortex manque totalement au niveau des circonvolutions frontale supérieure et pariétale. La cavité s'ouvre en D dans le ventricule latéral, où l'on voit le plexus choroïde (Ferraro).

ni tiraillement des vaisseaux, et que la rareté de leurs lésions est indéniable. En somme il faut mieux dire avec Schultze que la pathogénie de la sclérose atrophique du cerveau est absolument inconnue.

2° Cette sclérose atrophique peut être le résultat de processus variés ainsi que le démontre l'analyse suivante, basée sur 343 cas (1).

La porencéphalie, défaut de développement ou atrophie localisée, laissant une cavité dans l'hémisphère, cavité parfois suffisamment profonde pour s'ouvrir dans le ventricule, a été notée 132 fois. La figure 38 en montre un exemple : l'hémisphère droit, plus petit que le gauche, présente une dépression en entonnoir allant directement du cortex au ventricule latéral ; les figures 39 et 40 montrent également un cas de porencéphalie, avant et après ablation de la pie-mère : l'hémisphère droit est atrophié en totalité, et l'arachnoïde est assez épaisse pour former une paroi opaque à la cavité qu'il contient ; le cortex manque en grande partie, et la cavité s'ouvre dans le ventricule latéral.

L'atrophie scléreuse avec augmentation du tissu conjonctif et disparition des éléments nerveux, affectant les deux hémisphères ou un seul, ou une partie d'un seul, ou même limitée à de petites zones, s'est rencontrée 97 fois. Cette lésion est représentée sur les figures 41 et 42, qui reproduisent un cerveau mis à ma disposition par le Dr E. Fisher, et recueilli sur une fillette imbécile, hémiplégique et épileptique.

Des troubles de développement portant sur les éléments du tissu cérébral, surtout sur les cellules corticales qui

(1) J'ai réuni ces faits d'après les travaux de *Kundrat*, *Audry*, *Wallenburg*, *Osler*, *Witmarth*, *Feer*, *Henoch*, *Hirt*, *Fowler*, *Schultze*, *Sachs*, *Richardière*, *Bourneville*, *Fisher*, et dans les périodiques, de ces trois dernières années, en prenant soin de ne pas compter deux fois le même fait.

gardent l'aspect des cellules des nouveau-nés, sans altération grossière du cerveau, ont été notés 32 fois.

L'atrophie consécutive à un ramollissement par embolie

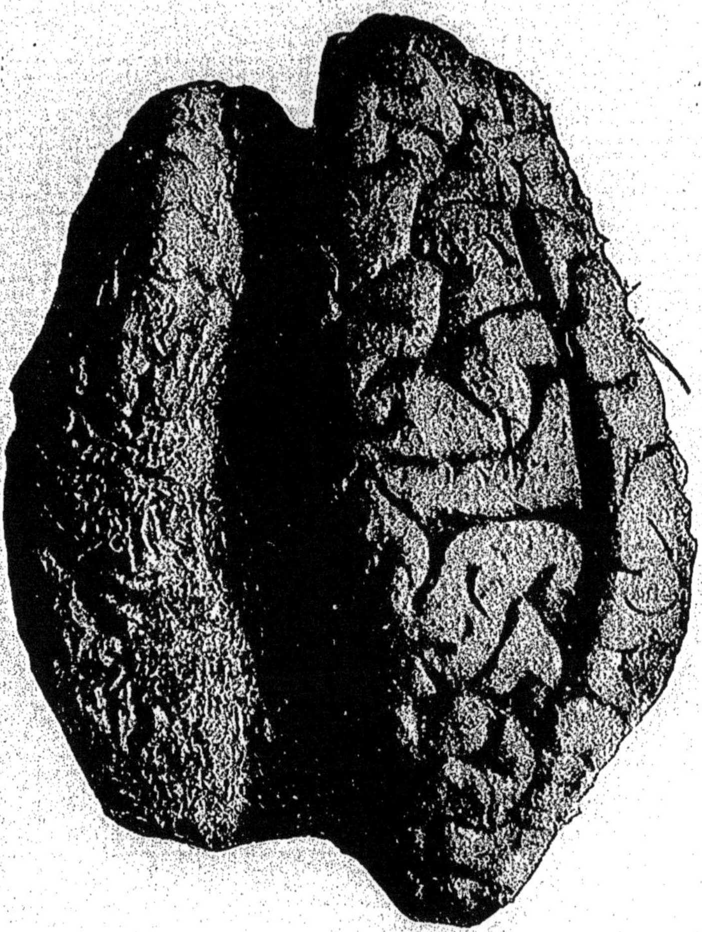

Fig. 41. — Face supérieure du cerveau dans un cas de sclérose atrophique de l'hémisphère gauche. L'hémisphère entier est atrophié, mais les circonvolutions frontales sont moins atteintes que les autres.

ou thrombose, et limitée à un ou plusieurs territoires artériels, 23 fois.

La méningo-encéphalite caractérisée par l'épaississe-

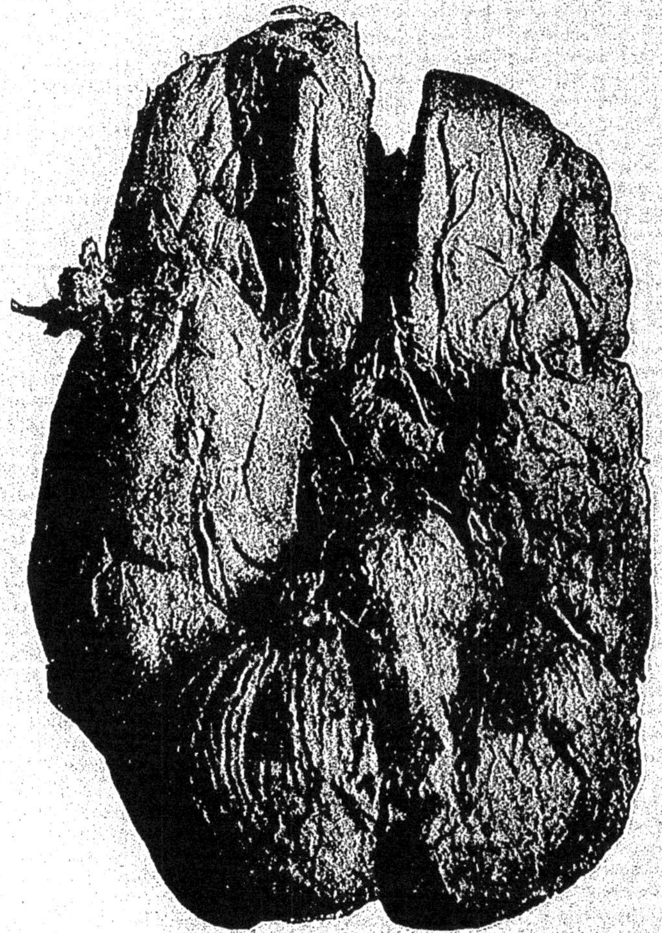

Fig. 42. — Face supérieure de l'encéphale dans un cas de sclérose atrophique de l'hémisphère gauche. Le lobe frontal est peu atteint ; le lobe temporal gauche est beaucoup plus petit que le droit. L'hémisphère droit du cervelet est atrophié. La pyramide gauche est plus petite que la droite.

ment et l'adhérence au cerveau de la pie-mère, avec atrophie et sclérose du cortex, 21 fois.

Les kystes sus-jacents au cerveau et produisant son atrophie par compression, ou associés avec l'atrophie due à la lésion originale dont le kyste n'est qu'un reliquat, 14 fois.

L'hémorrhagie sur ou dans le cerveau, laissant après elle des traces de caillots ou bien de l'hématine dans la

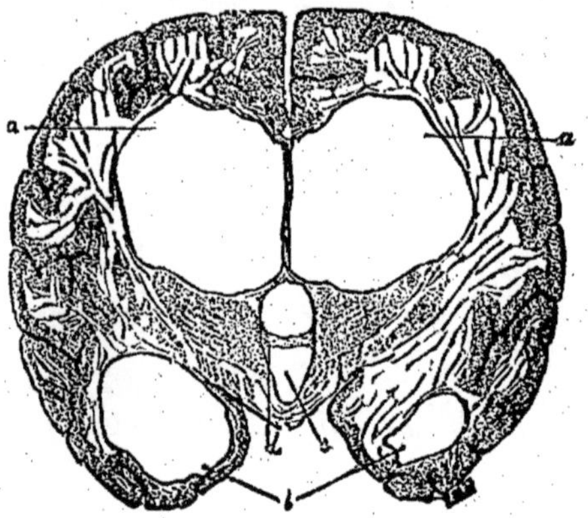

Fig. 43. — Distension des ventricules dans un cas d'hydrocéphalie ; coupe frontale à la partie postérieure de la couche optique, aa) ventricules latéraux, b) cornes descendantes des ventricules latéraux, c) troisième ventricule, d) commissure moyenne (Delafield et Prudden).

paroi d'un kyste, dans la pie-mère ou dans le tissu scléreux, 18 fois.

L'hydrocéphalie avec dilatation extrême des ventricules, réduisant le tissu cérébral à une mince couche, 5 fois.

L'hydrocéphalie unilatérale, 1 fois.

Telles sont les lésions trouvées dans les cas dont nous avons fait tout à l'heure l'étude clinique ; leur condition commune est l'atrophie du cerveau, et leur origine n'est pas toujours bien claire. Parfois il s'agit de malformations embryonnaires, parfois de traumatismes au moment de la parturition, parfois de lésions inflammatoires des méninges ou du cerveau, parfois enfin d'une lésion vasculaire, comme chez l'adulte.

Il n'est pas toujours possible, dans un cas donné, d'établir cliniquement une pathogénie sûre. L'absence de traumatisme obstétrical noté ne peut faire absolument exclure une lésion congénitale, et d'autre part, il ne faudrait pas, dans les cas aigus, prendre trop au pied de la lettre certains symptômes qui pourraient être trompeurs : ainsi la fièvre longue et grave peut aussi bien accompagner une hémorrhagie ou une embolie infantile qu'une méningo-encéphalite.

Les auteurs ne s'accordent dès lors pas sur la nature du processus pathogénique de l'atrophie. Wallenburg a trouvé très nettement des traces d'embolie dans 7 cas et d'hémorrhagie dans 5. Osler rapporte à ces causes 16 cas de sa collection. Ashby décrit de la thrombose dans trois cas, thrombose une fois due suivant lui à de l'endartérite syphilitique, maladie vraiment rare dans l'enfance. Mc Nutt a trouvé de l'hémorrhagie méningée dans 12 cas. Gowers attribue un certain nombre de faits à la thrombose des sinus veineux ntra-crâniens. Kundrat a récemment affirmé que la déchirure des veines entrant dans les sinus constitue une cause banale d'hémorrhagie de la délivrance. Henoch, Ollivier, Sachs, Hirt et d'autres ont décrit de la méningo-encéphalite, que Wallenburg a trouvée 14 fois ; toutefois la théorie de Strümpell qui admet une inflammation limitée à l'écorce grise a été écartée faute de preuves. En tout cas, il est évident que des lésions vasculaires :

ruptures et thromboses, ou bien des inflammations méningées et cérébrales se trouvent à l'origine de nombre de cas de sclérose atrophique et de porencéphalie ; mais ce sont là des conditions qu'il est souvent impossible de distinguer cliniquement les unes des autres ; il est d'autre part évident que parfois l'origine de l'atrophie est une malformation dont la cause réelle reste obscure.

Bon nombre de ces lésions ne peuvent être en rien améliorées par une intervention. Une cavité porencéphalique, remplie de liquide céphalo-rachidien ne peut bénéficier de l'agrandissement de la cavité crânienne ou de l'évacuation du liquide ; dans certains cas même, cette évacuation a été suivie de collapsus subit et de mort (1). D'autre part, il est des cas, tels que ceux avec mauvais développement du cortex sans lésion grossière, où l'opération, en stimulant le développement ou en enlevant ce je ne sais quoi qui le gêne, pourrait provoquer de l'amélioration. Il faut se rappeler que le cerveau est capable de croître jusqu'à vingt ans, sinon plus longtemps, et que dans bon nombre de cas où cette croissance s'arrête, elle continuerait sans doute, si on pouvait la stimuler.

L'étude des lésions anatomo-pathologiques, tout en ne contre-indiquant pas absolument l'intervention, montre en somme qu'elle se heurte dans la majorité des cas à des altérations incurables : en admettant comme telles la porencéphalie, l'atrophie par lésion vasculaire, la méningo-

(1) Cas de Bullard. A case of cerebral localisation with double trephining (spastic hemiplegia, porencephalus). *Boston medical and Surgical Journal*, 1888, I, 162 et 170, et de Hammond. A case of Brain Surgery and its Relation to cerebral Localisations (*New-York medical Journal*, 1890, II, p. 337).

encéphalite, l'hydrocéphalie et les hémorrhagies qui ne peuvent être diagnostiquées assez tôt pour permettre d'enlever le caillot avant qu'il ait produit d'atrophie par compression, nous trouvons 193 cas sur les 343 que nous avons réunis où l'opération n'aurait sûrement point eu de résultat. Mais il en reste 150 : de sclérose atrophique, de mauvais développement cortical, de kystes, où l'opération soit en enlevant une cause de compression, soit en donnant un coup de fouet à la croissance cérébrale, aurait pu avoir des résultats : on peut au moins le supposer d'après l'amélioration qui s'est manifestée dans quelques faits de ce genre.

Malheureusement, on ne peut faire le diagnostic clinique des lésions, et il faut, pour les préciser, recourir à l'opération exploratrice.

Incidemment, je dirai que si une telle opération est entreprise, le chirurgien doit, avant d'ouvrir la dure-mère s'assurer si possible, par le palper ou avec l'aiguille hypodermique, qu'il n'existe point de grande cavité cérébrale, car s'il en existait une l'incision de la dure-mère entraînerait presque fatalement la mort par déperdition du liquide céphalo-rachidien.

Résultats thérapeutiques obtenus.

Laissant de côté ces considérations anatomo-pathologiques nous allons jeter un coup d'œil sur les résultats obtenus jusqu'à ce jour dans l'idiotie infantile par les chirurgiens : Lannelongue, Keen, Bullard, Oppenheim, Frank, Hammond, Horsley, Agnew, Park, pour ne citer que ceux qui ont une série de ces opérations à leur actif(1).

J'en ai réuni 34 (2) non compris les 24 cas présentés

(1) Pour la discussion de la technique et des dangers voir le travail de KEEN (Linear craniotomy miscalled craniectomy, for microcephalus. *American Journal of Medical sciences*, 1891, 549).

(2) Voici la liste des observations de craniotomie réunies par STARR.

1) BRADFORD ET BULLARD. (A case of cerebral localisation with double trephining; acquired hemiplegia, porencephalus. *Boston medical and Surgical Journal*, 1888, I, 162, 170). Hémiplégie, idiotie, 4 ans 1/2. Mort de shock en 20 heures, porencéphalie.

2) FRANCK AND CHURCH. (A contribution to Brain Surgery. Six severe operations entailing prolonged manipulations of the encephalon. *American Journal of the Medical sciences*, 1890, II, 1). Hémiplégie double, idiotie, 6 ans. Mort de shock en trois jours.

3) BARTLETT. (Trephining for infantile epilepsy). *Hahnemann Monthly*, 1890, 312). Hémiplégie, idiotie, épilepsie, 16 ans. Guérison opératoire ; survie dix jours.

4) OPPENHEIM. (Casuisticher Beitrag zum Capitel der Hirnchirurgie). *Deutsche med. Woch.*, 1890, p. 594). Hémiplégie, épilepsie, 12 ans. Paralysie améliorée, attaques moins fréquentes ; survie deux mois.

5) HAMMOND. (A case of Brain Surgery and its relation to cerebral localisations. *New-York Medical Journal*, 1890, II). Hémiplégie, idiotie, épilepsie, 19 ans. Mort de shock en 8 jours. Porencéphalie.

6) TRIMBLE. (Craniectomy for microcephalus. *Medical News*, 1891, I, 146). Idiot, n'a jamais marché, microcéphale, 3 ans. Un peu d'amélioration, survi un mois.

7) WYETH. (Craniectomy for microcephalus. *New-York Medical Record*, 1891, I, 233). Idiotie, microcéphalie, 11 mois. Amélioration considérable, survie deux ans.

8) ANGER Th. (Craniectomie. *Congrès français de chirurgie*, 1891, p. 81). Imbécillité, microcéphalie, épilepsie, 8 mois ; amélioration.

9-10) MAUNOURY. (Sur la craniectomie. *Congrès français de chirurgie*, 1891, p. 85) 1re obs. Microcéphalie ; épilepsie, idiotie ; 2 ans. Mort en 20 heures de shock. — 2e obs. Hémiplégie double, athétose, épilepsie, idiotie, 4 ans ; amélioration pendant trois mois, puis rechute, survie 5 mois.

11) HEURTAUX. (Craniectomie pratiquée chez un enfant de 5 ans 1/2 pour microcéphalie. *Congrès français de chirurgie*, 1891, p. 91). Microcéphalie, épilepsie, 5 mois 1/2. Mort de cachexie en 4 semaines.

12-13-14) KEEN. (Linear craniotomy miscalled for microcephalus. *American Journal of Medical sciences*, 1891, I, 563). — Obs. 1. Imbécillité, microcéphalie, épilepsie ; 4 ans 1/2 ; pas d'amélioration marquée, seconde opération au bout de trois mois, aucune amélioration, survie 5 mois. —

par Lannelongue au congrès français de chirurgie d'avril 1891, cas opérés en créant sur un des côtés du crâne un

Obs. 2. Imbécillité, microcéphalie, 1 an 1/2. Pas d'amélioration, seconde opération au bout de trois mois, sans résultat ; 5 mois. — Obs. 3. Imbécillité, microcéphalie, 1 an 1/2. Mort de shock en 1 heure.

15) Gerster and Sachs in Keen (*id*). Idiotie, microcéphalie, épilepsie, 4 ans 1/2. Mort de shock en trois heures.

16) Mc Clintock in Keen, (*id*). Idiotie, hémiplégie, cécité, 3 ans 1/2. Amélioration ; disparition presque complète de la paralysie ; survie un mois.

17-18) Horsley (On craniectomy in microcephaly, (*British medical Journal*, 1891, II, 579). — Obs. 1 : Idiotie, microcéphalie, 3 ans. Légère amélioration. — Obs. 2. Idiotie microcéphalie, épilepsie, 7 ans. Mort avec de l'élévation de température le 2e jour ; cerveau normal.

19) Willard in Agnew. (The Present status of cranial Surgery). *University medical magazine*, 1891, II, 117. Idiotie, athéthose, 9 ans ; mort le 3e jour de scarlatine.

20) Morrison in Agnew, (*id*). Idiotie, 2 ans 1/2, amélioration.

21-22) Hammond (W. H). (Seven recent cases of Brain Surgery. *Medical News*, 1891, II, 501). Obs. 1 : Aphasie, traumatisme, épilepsie, 3 ans. Guérison de l'aphasie et de l'épilepsie, suivi 2 ans. — Obs. 2 : Hémiplégie, traumatisme, épilepsie à l'âge de 8 ans ; 38 ans ; mort en 50 jours d'épuisement.

23) Fisher (E. D). (Epileptic insanity ; its etiology, cause and treatment, based on the observation of one hundred cases. *Medical News*, 1891, II-562). Folie, épilepsie, traumatisme à l'âge de 2 ans, 38 ans ; fièvre ; pas d'amélioration, survie deux mois.

24) Mc Burney and Starr, *in* Starr. (The cerebral atrophy in childhood with special reference to the operation of craniectomy, for imbecillity, epilepsy and paralyses. *Medical Record*, 1892, I, 85). Épilepsie, hémiplégie, 6 ans. Amélioration très marquée, 9 mois.

25) Hartley and Starr (*in* Starr, *id.*). Idiotie, épilepsie, hémiplégie, aphasie, 7 ans, amélioration de la paralysie et de l'aphasie ; pas de modification des attaques, 6 mois.

26) Prengrueber. (Résultats immédiats d'une craniectomie. *Bulletin médical*, 1892, p. 81). Idiotie, amélioration, 3 mois.

27-33) Park. (Clinical contribution to the subject of Brain Surgery ; Seventh craniotomy or craniectomy. *Med. News*, 1892, II, 649). — Obs. 1 : Idiotie, 3 ans 1/2, amélioration considérable, 1 an 1/2. — Obs. 2 : Idiotie, microcéphalie, 4 ans, pas de modification, 1 an 1/2. — Obs. 3 : Idiotie, microcéphalie, 18 ans, mort en 12 semaines. — Obs. 4 : épilepsie, idiotie, 15 ans, mort de shock. — Obs. 5 : épilepsie, idiotie, microcéphalie, 9 ans, grande amélioration, un an. — Obs. 6 : Épilepsie, idiotie, 12 ans ; pas fossé en U ou en V et à propos desquels ce chirurgien dit non seulement n'avoir pas eu de décès mais au contraire chez tous ses opérés qui étaient des enfants microcéphales ou épileptiques, une amélioration manifeste. L'insuffisance des détails ne me permet pas d'utiliser ces 24 observations.

Sur les 34 autres, je note 14 morts. Cela prouve que l'ouverture du crâne est plus grave chez l'enfant que chez l'adulte. La terminaison fatale a été due dix fois au shock causé par l'évacuation brusque du liquide céphalo-rachidien ou par la gravité et la longueur de l'opération et est survenue alors en quelques heures ou en quelques jours. Dans deux cas, elle a été due à l'épuisement et n'est survenue qu'au bout d'un mois. C'est là une mortalité beaucoup plus grande que celle signalée par Lannelongue.

Je dois dire du reste qu'aux observations que j'ai lues il faut faire deux reproches. Le premier, c'est d'être prises à un point de vue trop uniquement chirurgical et de confondre guérison opératoire et guérison fonctionnelle; le second c'est d'avoir été publiées beaucoup trop tôt pour permettre de rien affirmer sur les résultats définitifs obtenus. Sans doute, dans quelques cas, les paralysies ont été améliorées d'une manière marquée ; dans d'autres les attaques épileptiformes ont été diminuées de fréquence et de gravité, ou modifiées dans leurs caractères, mais lorsqu'on sait, ce qui est indiscutable, que toute opération, quelle

d'attaques pendant trois mois. — Obs. 7 : Idiotie, 14 mois ; pas d'amélioration, suivi 6 mois.

(34) K. Binnie. (Report of a case of microcephalus, operation, death. *Kansas City Medical Index*, XIII, 125). Idiotie, microcéphalie, 10 mois, mort de shock.

qu'elle soit, peut modifier le cours d'une épilepsie, on comprend que de telles constatations devraient être, pour avoir de la valeur, longtemps suivies (1) : du reste Maunoury note une rechute, après amélioration passagère de trois mois. Dans quelques cas d'autre part, est notée une amélioration intellectuelle manifeste, mais il faut se rappeler que l'éducation peut beaucoup et qu'elle a sans doute été dirigée bien plus rigoureusement après l'opération qu'avant. Il serait donc tout à fait à souhaiter que les observations fussent plus complètement prises au point de vue médical.

En voici quatre qui me sont personnelles.

OBS. XIV. — *Hémiplégie. Épilepsie. Imbécillité. Trépanation. Amélioration.*

E. H. actuellement âgée de 8 ans, née facilement, fut bien portante jusqu'à cinq mois, âge où elle eut subitement des convulsions généralisées avec haute température et qui furent suivies d'une hémiplégie gauche. Pendant trois semaines, la température varia entre 100 et 105°, les convulsions se répétèrent à plusieurs reprises, le coma fut presque continuel. Puis survint une amélioration progressive. Je vis l'enfant à l'âge de six ans; elle était manifestement hémiplégique du côté gauche ; la face était notablement affectée, lorsqu'elle faisait des grimaces ; les mouvements du bras étaient satisfaisants, mais la main était impotente, et les doigts atteints de mouvements athétosiques, exagérés par tous les efforts faits par l'autre main. Le pied traînait un peu pendant la marche, et avait une tendance à l'équinisme. Les membres paralysés étaient moins volumineux que les autres, la sensibilité normale, les réactions électriques légèrement diminuées, sans modification qualitative. Depuis le début de l'hémiplégie la malade a été sujette à des attaques épilep-

(1) Voir également la critique de BOURNEVILLE. Du traitement chirurgical et médico-pédagogique des enfants idiots et arriérés (*Progrès médical*, 1893, p. 459), et le travail de WILLIAM WHITE, The supposed curative effects of operations per se (*Annals of Surgery*, 1891, II, 81, 16).

tiformes; elle a par jour de nombreuses petites attaques durant quelques secondes, pendant lesquelles elle paraît inquiète, et se rattrape à ce qu'elle peut saisir en disant qu'elle se sent étourdie. Depuis l'âge de 5 ans, elle a des attaques fortes, surtout la nuit, pendant lesquelles elle crie, a quelques convulsions généralisées, d'ordinaire plus marquées du côté gauche, sans uriner ni mordre sa langue. Dans les six derniers mois elle a eu deux attaques de spasmes unilatéraux, se produisant par série dans chaque attaque. Pendant celles-ci, les spasmes ont été d'abord limités au côté gauche de la face, les yeux se déviant à gauche ; ensuite la face et le membre supérieur, puis enfin la face, le membre supérieur et l'inférieur se sont pris, cette aggravation se faisant d'un spasme à l'autre. Chaque spasme durait 6 minutes, leur série une heure et demie et pendant tout ce temps il y avait perte de connaissance. Après ces deux attaques elle a été très faible pendant un jour ou deux, l'hémiplégie plus marquée et l'athétose manifestement moindre.

Elle a été très gâtée et ses parents pensent que c'est la cause de son imbécillité, de sa violence, de la difficulté qu'on a à l'instruire. En tout cas l'enfant a une volonté et une attention très défectueuses, quoique son intelligence soit active et ses perceptions normales ; il n'y a aucun trouble sensoriel.

La croissance du nombre et de la gravité des attaques, la diminution de l'activité intellectuelle, amenèrent les parents à désirer une intervention, et c'est après leur avoir fait comprendre que son résultat positif était tout à fait incertain, qu'elle fut pratiquée à ma demande par le Dr Mc Burney, à Roosevelt Hospital. Une pièce crânienne de deux à trois pouces de diamètre fut enlevée au niveau du tiers moyen de la région motrice droite. Ce point fut choisi à cause de l'intensité particulière de la paralysie dans le bras et la main gauches, de la limitation de l'athétose à ces parties, de leur participation spécialement intense aux convulsions unilatérales. L'os et la dure-mère étaient normaux, ainsi que les battements de la dure-mère ; son palper rendit évident l'absence au-dessous d'elle d'une collection liquide. Elle fut donc divisée ; le cortex mis à nu au niveau du sillon de Rolando et des deux circonvolutions adjacentes apparut tout à fait normal, sans traces d'ancienne hémorrhagie, de méningo-encéphalite ou d'atrophie. La plaie fut suturée, l'os non replacé et au bout de quinze jours, l'enfant était renvoyée à ses parents.

Pendant un mois, l'hémiplégie fut plus marquée et l'athétose moindre, puis la parésie s'améliora et l'athétose s'aggrava de nouveau : deux ans après l'opération elle persiste, tandis que l'hémiplégie est manifestement beaucoup atténuée. Les attaques d'épilepsie graves, et les attaques unilatérales n'ont pas reparu. Les attaques de petit mal se sont mises, au bout de deux mois, à diminuer de fréquence. Ainsi en mars 1891, l'enfant a eu 2 à 3 attaques par jour ; en septembre de la même année elle n'en a eu que 14 en tout, et

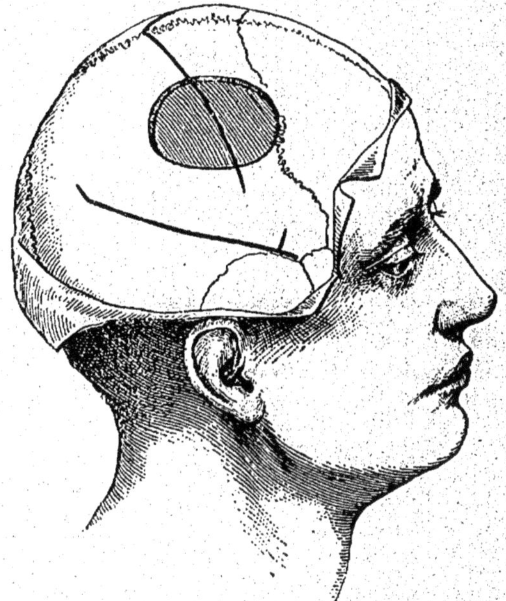

Fig. 44. — Siège de l'ouverture chirurgicale dans le cas XIV.

même n'en a pas eu pendant les douze premiers jours du mois. Les parents considèrent l'état mental comme très amélioré et l'opérée comme beaucoup plus capable d'attention ; elle a en effet une expression plus intelligente, mais je pense que ces progrès tiennent au développement naturel, et à l'éducation, plus précise et plus logique qu'avant l'opération.

Pendant ces deux années, elle a eu deux attaques à caractères spéciaux, commençant par une inquiétude subite, avec sensation de souffrance ; en même temps sa face rougissait, et son cuir chevelu saillait, au niveau de l'orifice crânien. Elle n'a pas perdu connaissance et n'a pas eu de convulsions pendant ces attaques, mais après elle parut très affaiblie pendant quelques minutes, tout à fait incapable de se mouvoir, et pendant une heure elle se plaignait de tiraillements dans la main. L'ouverture crânienne a peut-être dans ces circonstances empêché l'attaque en permettant à la congestion du cerveau d'être moindre : quoiqu'il en soit sa saillie prouvait une augmentation manifeste de pression intra-crânienne.

Obs. XV. — *Imbécillité. Épilepsie. Hémiplégie. Trépanation. Amélioration.*

L. B., actuellement âgée de 8 ans 1/2, est née avant terme et a été accouchée avec difficulté. Mère morte de phtisie. A 5 mois la petite malade a commencé à avoir des convulsions, qui persistaient lorsque je la vis pour la première fois, en avril 1891 ; elle en avait alors vingt par jour, chacune durant de 2 à 4 minutes. Elle a eu une fois un répit d'un mois, sous l'influence du traitement bromuré. Elle a toujours été imbécile, et son développement physique s'est fait si mal qu'elle ressemble à une enfant de quatre ans. Elle est microcéphale, toutes les mensurations donnant un chiffre très au-dessous du chiffre normal, mais il n'y a pas d'asymétrie crânienne. Elle a appris à marcher et a marché, mais soudainement en novembre 90, après une attaque, elle est devenue aphasique et hémiplégique droite. Lorsque je la vis, l'aphasie durait depuis 4 mois, et était complète ; l'enfant comprenait ce qu'on lui disait, obéissait aux commandements, mais ne disait absolument rien. L'hémiplégie s'était améliorée, mais la main droite était impotente, animée de mouvements athétoïdes, et moins sensible que la gauche. La tête était animée de mouvements de rotation perpétuels. Hémianopsie droite bilatérale. L'affaiblissement mental était plus marqué que jamais.

Sans doute l'hémiplégie avait été provoquée chez cette microcéphale par une hémorrhagie ou une méningite tuberculeuse commençante. Dans l'espoir qu'on trouverait peut-être un caillot, je l'envoyai à Roosevelt Hôpital où le Dr Hartley l'opéra le 15 mai 91. Une pièce d'os, de deux pouces environ de diamètre, fut d'abord enlevée au niveau de la partie inférieure de la zone motrice et sur les circonvolutions de Broca, puis l'ouverture fut agrandie en haut et en arrière. La dure-mère n'était pas saillante, et la pression intra-crânienne ne paraissait pas augmentée. L'incision de la dure-mère mit à nu la partie postérieure des 1re et 2e frontales ainsi que la partie inférieure de la frontale ascendante : elles étaient absolument normales. La plaie fut fermée, et guérit sans complication.

Pendant six semaines, il n'y eut pas de changement apparent et les attaques continuèrent comme avant, au nombre de six à vingt par jour ; puis un mieux marqué se manifesta, et aujourd'hui, seize mois après l'opération, l'enfant parle bien, nomme les objets dès qu'on lui demande, répond aux questions et chante de petites chanson-

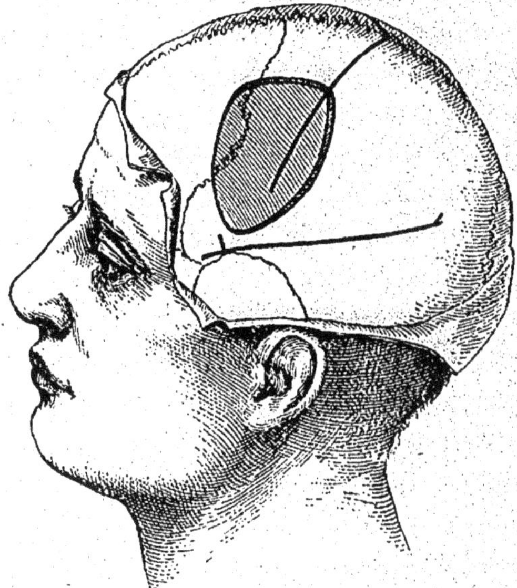

Fig. 45. — Siège de l'ouverture dans le cas XV.

nettes. L'hémiplégie a complètement disparu, mais les efforts de la main gauche produisent des mouvements associés de la droite. Les mouvements de rotation de la tête ont cessé. La sensibilité semble normale dans la main droite. Il paraît y avoir encore des traces de l'hémianopsie droite, mais l'enfant est trop peu intelligente pour répondre aux questions qu'on lui pose à ce sujet. Du reste, elle a appris à se tenir proprement, et est sûrement plus obéissante qu'autrefois. Il y a encore environ 6 attaques par jour qui ne sont influencées ni par le bromure, ni par le chloral. Je suis incapable d'expliquer l'amélioration réelle qui dans ce cas a suivi l'opération; chez cette malade comme chez la précédente on n'a trouvé ni lésion ni atrophie marquées du cerveau : s'il y avait des altérations corticales elles étaient microscopiques. Il est possible que dans ces deux cas il se soit agi d'arrêt de développement plutôt que de lésion proprement dite et que l'opération ait donné le coup de fouet.

Obs. XVI. — *Imbécillité. Epilepsie. Microcéphalie. Craniotomie linéaire bilatérale. Amélioration.*

Une fillette de 11 ans me fut amenée pour des attaques de petit mal, survenues depuis deux ans, et se répétant toutes les heures. Deux survinrent sous mes yeux ; chacune dura vingt secondes, caractérisée par une dilatation subite des paupières, une suppression de l'expression de la face, une rotation des yeux en haut, une chute de la tête en arrière, puis la malade reprit son équilibre au moment où elle allait tomber. Elle était complètement inconsciente pendant son attaque, n'était nullement prévenue qu'elle allait se produire et n'en avait aucun souvenir. Un pincement, un peu d'eau froide sur la face paraissaient suffire pour arrêter l'attaque; il n'en était pas de même d'un choc violent. L'enfant était bien développée et active, mais sans volonté et incapable d'apprendre, elle ne savait pas lire, malgré tous les efforts qu'on avait fait pour y réussir. Elle était excitable, brusque dans ses réponses, impudente et effrontée, faisant tout ce qui pouvait gêner les autres, sans qu'on put obtenir d'effet moral par les punitions. La partie antérieure du crâne était manifestement très peu développée ; il semblait y avoir eu fermeture très précoce de la suture coronale avec dépression très nette du crâne à son niveau, tandis que le reste de la voûte paraissait s'être développé régulièrement. Voûte palatine ogivale.

L'opération fut faite en décembre 1892 par le Dr Mc Burney. Son but étant de favoriser le développement des lobes frontaux, le mieux parut d'ouvrir le crâne des deux côtés de la ligne médiane. Le côté gauche fut opéré le premier, et, quinze jours après, le droit de la même manière. Une longue incision semi-lunaire fut faite au-dessus et en avant de la tempe, avec sa convexité en haut. Une petite couronne de trépan fut placée au sommet de l'incision et de ce point comme centre un fossé ciselé d'abord en bas et en avant ensuite en bas et en arrière, de manière à avoir dans son ensemble la forme d'un ∩ ; puis l'os fut soulevé en rompant le pédicule de l'∩. La dure-mère ne fut pas ouverte, et la plaie pansée de manière à éviter toute compression. Lorsque l'enfant quitta l'hôpital les deux pièces osseuses saillaient manifestement au-dessus du niveau environnant du crâne.

Les attaques qui avaient cessé après la première opération repa-

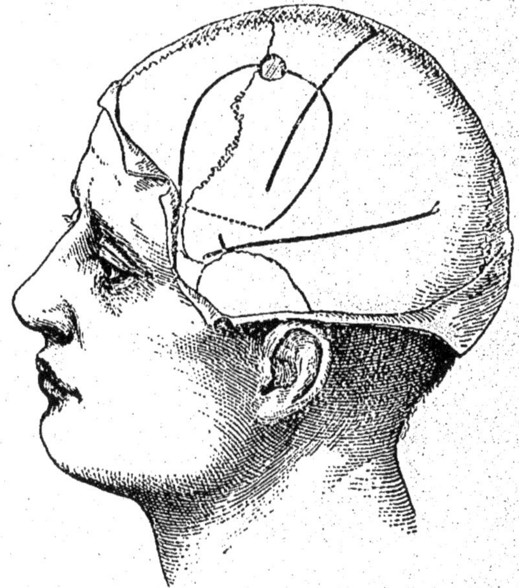

Fig. 46. — Tracé de l'incision crânienne dans le cas XVI : le lambeau osseux a été rabattu et fracturé suivant la ligne pointillée.

rurent aussi fréquentes qu'autrefois après la seconde. L'état mental s'est notablement amélioré, et l'on commence à instruire l'opérée.

OBS. XVII. — *Idiotie. Epilepsie. Hémiplégie. Trépanation. Mort.*

A. H., âgé de 21 ans, hémiplégique gauche depuis sa naissance, a toujours été idiot, incapable de marcher et gâteux. Depuis l'âge de 6 mois, il a de fréquentes attaques convulsives qui commencent par la main gauche. Sur l'instance de ses parents le Dr Weir fait le

1er février 1892, à « New-York Hospital » une trépanation exploratrice sur le centre droit de la main. Large couronne, et agrandissement à la pince emporte-pièce. La dure-mère ne bat pas et paraît peu tendue ; une aiguille hypodermique ne rencontre au-dessous d'elle aucune résistance, et se meut comme si elle était dans une cavité : il pénètre dans la seringue une drachme de sérosité claire : il s'agissait évidemment d'une cavité porencéphalique qu'on jugea dangereux d'ouvrir. La plaie fut fermée. On eut pendant les deux premiers jours les plus grandes peines à empêcher le patient de défaire son pansement. Il finit par y réussir, et mourut quelques jours plus tard, de méningite. Pas d'autopsie.

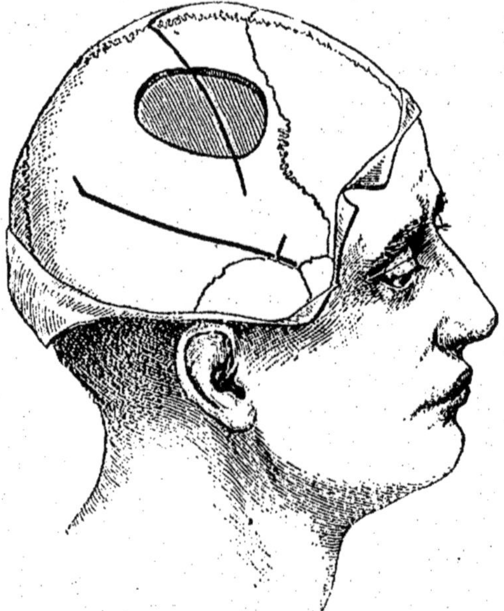

Fig. 47. — Siège de l'ouverture dans le cas XVII.

A ces faits personnels j'ajouterai ceux du Dr Roswell Park, faits variés, intéressants et importants.

(1) Park, Clinical contributions to the subject of Brain Surgery, linear craniotomy or craniectomy (*Medical news*, 1892, II, 649).

Obs. I. — J. V., âgé de 8 ans 1/2, me fut envoyé par le Dr Crep. Tout petit il était agité, toujours en mouvement, et à 9 mois, il eut des convulsions généralisées : plus tard il eut plusieurs accès avec chute ; enfin ses attaques prirent peu à peu le caractère d'attaques épileptiques et lorsqu'il eut 3 ans acquirent toutes les allures d'une attaque de grand mal ; à cette époque, sa démarche devint hésitante, et sa jambe gauche s'affaiblit, puis resta en retard comme longueur et volume. L'enfant devint violent et indomptable, ses crises devinrent de plus en plus fréquentes, et pendant les 24 heures qui précédèrent l'opération, il en eut de 30 à 40 bien distinctes. Développement intellectuel nul, crâne petit. Le 21 juin 1891 je l'opérai à l' « Hôpital général ». Une incision, allant du front à l'occiput fut faite à droite de la ligne médiane, et parallèlement à elle ; une bande d'os de 2 centimètres de large fut enlevée à la pince coupante, depuis la racine des cheveux en avant, jusqu'à la protubérance occipitale ; puis après avoir détaché le cuir chevelu, j'excisai une autre bande étroite d'os sur la scissure de Rolando droite jusqu'à la fosse temporale. Pas de drain. Pendant 24 heures, shock intense, plusieurs violentes attaques épileptiformes ; mais depuis il n'y a plus eu d'attaques ; l'irascibilité a disparu, la santé et l'intelligence se sont améliorées ; l'opéré court, joue, agit et cause comme les autres enfants de son âge.

Obs. II. — Minny R., âgée de 4 ans, me fut envoyée par le Dr Putnam. Microcéphalie congénitale avec imbécillité. Pas d'antécédents héréditaires ou collatéraux. L'enfant n'a pour ainsi dire jamais prononcé une seule parole et son intelligence ne dépasse pas celle d'un enfant de trois mois. Les fontanelles se sont fermées de très bonne heure. Son intelligence est purement végétative, sans que ses fonctions soient troublées. L'opération qui paraissait du reste d'un pronostic beaucoup moins favorable que dans le cas précédent fut faite le 13 juillet 1891. Une incision fut tracée, 3 centimètres à gauche de la ligne médiane, de 4 centimètres au-dessus de la région supraciliaire gauche à la protubérance occipitale et une bande d'os enlevée suivant la même direction, mais beaucoup plus près de la ligne médiane : une autre, après reclinaison du cuir chevelu, fut enlevée suivant le trajet du sillon de Rolando gauche ; enfin une dernière plus large, partant de la première, fut enlevée, après incision complémentaire, sur le trajet du sillon de Rolando droit. Le fossé central fut creusé à la pince coupante, les fossés latéraux au ciseau. Peu d'hémorrhagie, pas de drain. Collapsus presque total après l'opération, et surveillance très grande nécessaire pendant deux jours. Il parut y avoir une légère amélioration intellectuelle, mais le résultat fut pratiquement nul.

Obs. III. — W. R. âgé de 18 ans, m'est envoyé par le Dr Grego. Depuis le tout jeune âge son développement mental a été tout à fait défectueux. Il est physiquement bien développé, mais mentalement pas plus qu'un enfant de 2 ou 3 ans. Vers 4 ans il a commencé à avoir ses premières attaques épileptiformes. Elles furent d'abord rares puis se rapprochèrent de plus en plus et maintenant il en a d'ordinaire plusieurs par jour, tout en restant parfois plusieurs jours tranquille. Son caractère est ordinairement bon, quoique parfois il devienne excessivement têtu. La partie supérieure de son crâne est relativement petite. Les muscles de la moitié droite du corps sont légèrement atrophiés : il semble que ses attaques aient été plus violentes de ce côté que du gauche. Le 20 octobre 1892, une longue incision fut faite à gauche de la ligne médiane ; on commença à diviser le crâne avec une scie à amputation et l'on constata qu'il était dur et épais. On appliqua alors une couronne de trépan sur la région découverte et par l'ouverture faite on enleva, au ciseau et à la pince emporte-pièce, une pièce d'os de 5 centimètres de diamètre. A travers une petite ouverture durale, on constata qu'il n'y avait pas d'adhérences, mais que l'arachnoïde et la pie-mère étaient œdémateuses. On entreprit alors de faire un fossé osseux longitudinal, mais l'os continuant à avoir la même épaisseur de 1 centimètre, on s'en abstint. Fermeture de la plaie au catgut. Suture de la plaie. A 6 heures du soir, l'opéré était très agité, et eut une attaque. Puis, son agitation s'aggrava de plus en plus malgré l'emploi de la morphine et d'autres calmants, et l'on dut recourir à la camisole de force et au chloroforme. A 4 heures du matin, mort d'épuisement.

Obs. IV. — Y. M. âgé de 15 ans, se porta bien jusqu'à l'âge de 3 ans, mais alors, à la suite de frayeurs provoquées par sa nourrice, devint nerveux et timide. Il commença à avoir des attaques toutes les nuits et à partir de 13 ans il en survint également de jour ; elles arrivèrent rapidement au nombre de 30 ou 40 en vingt-quatre heures. Pendant une d'elles il tomba, et se fractura le coude, qui est encore partiellement ankylosé. Il s'est aussi fendu le front jusqu'à l'os. Depuis deux ans on l'a laissé presque tout le temps au lit, et on a été obligé de le faire manger. Les symptômes mentaux et convulsifs semblaient se succéder par cycles d'environ trois semaines. Pendant la première il était bruyant, pendant la seconde larmoyant et triste, pendant la troisième apathique et presque inconscient. Il parle rarement. Le 2 novembre 1891, l'enfant fut amené à ma clinique dans son troisième état : il fut impossible d'en rien tirer ; il suçait tout ce qu'on lui mettait dans la bouche, souillait son lit ; ses bras presque constamment, et ses jambes de temps en temps étaient animés de mouvements athétoïdes, et il eut une petite attaque pendant laquelle il porta ses bras au-dessus de sa tête. Pas de cicatrices sur la région motrice. Le 7 novembre 1891, à ma clinique, une longue incision fut faite à gauche de la ligne médiane, et après une première couronne de trépan, une bande d'os large de 1 centimètre et longue de 13, enlevée juste à gauche du sinus longitunal. A ce moment l'opération dût être arrêtée ; le patient cessa de respirer et ne fut ranimé qu'avec les plus grandes difficultés. La plaie fut fermée aussi rapidement que possible. Le soir, il parut y avoir un peu d'amélioration, mais le lendemain l'athétose continuait, l'état s'aggrava, et la mort survint, suite de shock, 36 heures après l'opération.

Obs. V. — S. P..., âgé de 9 ans. Juif russe. Père d'une certaine éducation ayant d'autres enfants sains. Le patient présente un développement crânien défectueux, surtout au niveau du lobe frontal gauche. Il est imbécile et épileptique ; ses crises reviennent à peu près tous les quatre jours. Son front est tellement bas qu'il a un peu l'aspect d'un enfant aztèque. Il ne prononce qu'une demi-douzaine de mots, se promène en chancelant dans sa chambre ; il est d'un bon caractère, et même avenant. Il fut opéré le 14 novembre 1891, à ma clinique. Dans ce cas, modifiant la technique ordinaire, je taillai un lambeau frontal en V, la pointe s'approchant du vertex, à extrémités unies au niveau des apophyses orbitaires externes. Une petite couronne de trépan fut appliquée de chaque côté de la ligne médiane, les ouvertures réunies au-dessus du sinus longitudinal, puis deux bandes d'os excisées dans une direction parallèle aux incisions cutanées de manière à donner un jeu considérable au lambeau osseux antérieur, plus spécialement formé par l'os frontal. L'opération se fit sans incident, et le 8e jour, au premier pansement, la plaie était complètement guérie. Les résultats immédiats ne furent pas très marqués ; toutefois les attaques devinrent moins fréquentes et moins graves, et lorsqu'au bout de quelques semaines, l'enfant quitta l'hôpital, sa démarche n'était plus chancelante ; ses actes et son langage se fixaient beaucoup mieux qu'avant sur un but déterminé. Au bout d'un an, le résultat était vraiment étonnant ; il n'avait pas eu d'attaques depuis trois mois ; je le montrai plusieurs fois à ma clinique ou devant mes élèves ; il tint avec moi une petite conversation, montrant qu'il était parfaitement capable de raisonnement et même d'attention prolongée et délicate. En outre il s'était grandement développé, et il avait une expression intelligente, contrastant avec le faciès atone qu'il avait un an avant.

Obs. VI. — C. S..., âgé de 12 ans, de Warren, Pa ; m'est envoyé par le Dr Baker. Cet enfant est un imbécile, disant à peine quelques mots, irascible, et ayant de fréquentes crises épileptiques. Parésie partielle du bras gauche, dont il se sert cependant à peu près. Dépression très marquée du côté droit du crâne. Opéré le même jour que le malade précédent ; une bande d'os de un centimètre de large fut enlevée à gauche de la ligne médiane ; pas d'ouverture de la dure-mère. Huit jours après, au premier pansement, la plaie était presque complètement guérie, et on y mit un très léger pansement ; mais, dans un moment d'agitation, il le défit, et endommagea si bien sa plaie qu'elle se rouvrit complètement. Elle fut lavée de suite avec soin à l'eau oxygénée, mais cette fois, guérit très lentement et par granulation. Pendant les quelques semaines de séjour à l'hôpital, il y eut une légère amélioration. Une lettre du Dr Baker, datée du 25 octobre 1892, presque un an plus tard me dit « que le malade n'est pas mieux aujourd'hui qu'avant l'opération. Pendant les premiers trois mois, il y a eu diminution manifeste du nombre des paroxysmes, mais pendant les derniers, ils ont été graves et fréquents, au nombre de plusieurs par jour. L'état mental ne s'est pas non plus amélioré ».

Conclusions

De l'analyse des types cliniques d'atrophie cérébrale

infantile, de l'étude de leurs causes anatomiques, des résultats de la craniotomie, on peut conclure :

1) L'hémiplégie, les modifications sensorielles, l'imbécillité survenant chez les enfants, avec ou sans épilepsie, sont des affections chroniques incurables par un traitement médical. On doit tenter tous les moyens légitimes qui peuvent soustraire l'individu à une existence déplorable, et intolérable pour sa famille.

2) Les causes anatomiques de ces symptômes peuvent être soit des malformations ou grossières atrophies du cerveau, soit des arrêts de développement des cellules cérébrales, sans changement appréciable à l'œil nu.

3) Une opération exploratrice permet seule de déterminer les lésions anatomiques d'un cas donné.

4) Une telle opération n'est pas sans dangers, mais lorsqu'on prend des précautions pour ouvrir la dure-mère, lorsqu'on opère aussi rapidement que possible, ces dangers peuvent être évités.

5) Si en opérant, on trouve une atrophie manifeste, le résultat sera nul ; s'il y a arrêt de développement du tissu cérébral, il peut être réel ; il a plus de chances encore de l'être lorsqu'on trouve et enlève un caillot, un kyste, une tumeur. Lorsqu'il s'agit d'une vraie microcéphalie par soudures précoces, le plus grand espace donné au cerveau stimule son accroissement.

6) Les attaques épileptiformes sont souvent diminuées de nombre et modifiées de caractère par la craniotomie. Lorsque l'ouverture crânienne reste seulement couverte de parties molles, elle paraît agir comme une soupape, per-

mettant certaines modifications de volume du contenu intra-crânien sans augmentation de pression.

7) L'hémiplégie, l'aphasie, l'athétose, les troubles sensoriels ont été parfois guéris par l'opération et dans un certain nombre de cas, l'état mental lui-même a été grandement amélioré.

CHAPITRE IV

Trépanation dans les hémorrhagies intra-crâniennes.

Ablation des caillots intra-crâniens. — Cas personnels et choisis. — Les symptômes de l'hémorrhagie intra-crânienne traumatique. — Le diagnostic différentiel entre l'hémorrhagie extra-durale et l'hémorrhagie intra-durale. — Opérations pour hémorrhagies non traumatiques.

Mac Ewen, dans son remarquable travail présenté à l'Association britannique en 1888, décrit trois cas dans lesquels il a enlevé des caillots de la surface cérébrale, après avoir été guidé dans ces opérations par les symptômes d'une affection localisée à la zone motrice du cortex.

Le premier de ces cas était un cas de paralysie du côté gauche de la face et du bras gauche, où l'on trouva le caillot au niveau du tiers inférieur de la zone motrice : l'opération fut faite en 1879 ; les deux autres cas furent opérés en 1883 : dans le premier il s'agissait d'une paralysie du bras, dans le second d'une paralysie du bras et de la jambe. Dans les trois cas, les symptômes s'étaient développés à la suite d'un traumatisme ; dans les trois il y avait des symptômes généraux de compression et tous les trois guérirent après ablation du caillot.

Depuis cette époque, une trentaine d'observations analogues et heureuses ont été publiées ; dans la majorité il s'agissait d'hémorrhagies développées peu d'heures après un traumatisme crânien ; dans un petit nombre d'hémorrhagies spontanées intra-crâniennes.

Hémorrhagie traumatique.

Dans les observations de Ball et de Schneider des plaies pénétrantes par coup de couteau au niveau de la tempe gauche provoquèrent des symptômes de compression progressive avec développement d'une aphasie totale, et d'une légère hémiplégie droite. Dans les deux cas, on trouva la dure-mère sans battements, bleuâtre, et son incision permit de couvrir un volumineux caillot noirâtre, qui fut enlevé sans difficulté. Les opérés guérirent de leur aphasie, mais celui de Schneider avait encore, au bout de six mois une légère paralysie faciale.

Voici tout d'abord le cas de Ball (1).

F. B. âgé de 26 ans, entre à l'hôpital le 1er septembre 1887, dix jours après avoir reçu un coup de canif à la tempe. Depuis son accident, il a une grande difficulté à trouver les mots propres. Ainsi au lieu de dire qu'il a une douleur (pain) dans un des côtés de la tête, il dit qu'il y a un homme (man). Il ne paraît pas comprendre ce qu'on lui dit, et ne peut lire ou écrire sans difficulté. A l'examen on trouve une petite croûte au niveau de l'écaille du temporal gauche ; après l'avoir détachée on voit une cicatrice s'étendant sans doute profondément à travers le muscle temporal, mais recouvrant une plaie tout à fait guérie ; aucune paralysie des muscles volontaires. Quatre jours après les symptômes s'étaient tellement aggra-

(1) BALL. Case of traumatic aphasia successfully treated by trephining and removal. Voir vol. angl. of a blood clot from the interior of the cerebrum (*Dublin medical Journal*, 1888, t. II, vol. 86, p. 243).

vés que l'on se décide à opérer. Un lambeau fut rabattu, renfermant à son centre la cicatrice et contenant une portion du muscle temporal ; on trouva une perforation de l'écaille temporale répondant bien aux dimensions d'un canif ordinaire ; une couronne de trépan de diamètre moyen fut appliquée, contenant dans son centre la plaie osseuse : cette application fut difficile, la partie inférieure de la rondelle étant très épaisse et sa partie supérieure extrêmement mince ; elle put toutefois être enlevée sans déchirer la dure-mère. On constata que le canif avait pénétré celle-ci et le cerveau ; la plaie de la dure-mère fut agrandie, en quoi faisant la large branche postérieure de la méningée moyenne fût divisée, ce qui donna quelque peine pour sa ligature. Une pince à mors plats fut doucement introduite dans la plaie cérébrale, et séparait ses bords lorsqu'il en surgit un caillot noirâtre progressivement refoulé par la pression intra-cérébrale. Quelques autres fragments de caillot furent enlevés avec la pince et un courant de bichlorure faible injecté avec une seringue. Un tube à drainage fut introduit, le lambeau rabattu, et fixé par des sutures profondes. Le soir même l'opéré parlait beaucoup mieux ; le lendemain, il était redevenu plus aphasique et l'on trouva le drain bouché par une quantité considérable de caillots qui furent enlevés. L'amélioration alors recommença, et fut, depuis, ininterrompue.

Voici maintenant l'observation de Schneider (1).

Un jeune homme de 18 ans reçut un coup de couteau dans la tempe gauche, et fut immédiatement paralysé de tout le côté droit du corps. Quatre jours plus tard, il fut amené à l'hôpital de Kœmpberg, où on trouva une toute petite plaie, presque complètement guérie, au niveau de la 3e circonvolution frontale. Le blessé avait toute sa connaissance, et pouvait répondre par signes tout en étant incapable de prononcer un seul mot. Comme l'hémiplégie s'était progressivement accrue sans symptômes fébriles, Schneider l'attribua à l'accumulation du sang extravasé et opéra, le 9e jour après l'accident. Il trépana au niveau de la blessure, ouvrit la dure-mère, enleva un petit caillot, et lia la première branche de l'artère céré-

(1) SCHNEIDER. *Archiv für klinische Chirurgie*, Bd. XXIV, Hft. 3, p. 122.

brale moyenne à son entrée dans le cerveau; sutures de la dure-mère et des parties molles, drain, pansement de Lister, guérison par première intention. Le 3e jour, le patient commença à faire entendre des sons articulés, et au bout de quatre semaines il parlait parfaitement. La paralysie du bras et de la jambe disparurent en huit jours, mais au bout de six mois, il y avait encore quelques traces de paralysie faciale.

Dans les cas d'Owen (1), Walker (2), Winkler, Homans, Allingham (3) et Croft, les symptômes cérébraux se développèrent en quelques heures après un traumatisme grave, caractérisé dans deux cas par une fracture du crâne. Dans ces cas, l'indication chirurgicale suffisait pour faire trépaner, et dans tous, la nécessité de supprimer la compression cérébrale et d'arrêter la paralysie croissante conduisit à l'ouverture de la dure-mère et à l'extraction de caillots. Dans tous ces cas, les symptômes cessèrent progressivement et les blessés guérirent, non seulement de leur opération, mais de leurs accidents cérébraux.

Dans les cas de Duret, Bremer et Carson (4), Morisset (5), Armstrong, les accidents développés également après des traumatismes mais sans fracture du crâne ne s'étaient

(1) Owen. A case of intracranial (subdural) hemorrhage, localisation, trephining, recovery (*British medical Journal*, 1888, I, p. 817).

(2) Walker, Brain surgery, with report of eleven cases (*Medical and Surgical Reporter*, 1890, p. 214).

(3) Allngham. A case of cerebral hemorrhage, trephining, cure (*British medical Journal*, 1889, I, p. 787).

(4) Bremer and Carson. Aphasia due to subdural hemorrhage without external signs of injury; operation; recovery (*American journal of medical sciences*, 1892, t. 134-148).

(5) Morisset, Aphasie traitée par la trépanation (*Lyon médical*, 1889, t. III, p. 204).

établis que lentement. L'opération fut faite seulement plusieurs semaines après l'accident. Dans tous les cas, elle fut guidée par les symptômes de paralysie ou d'aphasie et dans tous un caillot fut trouvé, enlevé et le malade guérit.

J'ai publié, il y a deux ans, avec le Dr Mc Burney (1), un cas assez analogue.

CAS XVIII. — *Hémorrhagie traumatique par une veine pie-mérienne ; compression de la circonvolution de Broca et de la zone sensitivo-motrice du cortex. Aphasie. Hémiplégie partielle droite et hémianesthésie. Trépanation. Ablation d'un caillot. Guérison.*

Médecin de 40 ans, renversé de sa voiture, le 17 août 1889. Il fut légèrement étourdi mais non blessé, et put aider sa femme, qui paraissait plus gravement traumatisée, à regagner sa maison. Pendant plusieurs heures il souffrit seulement de ses contusions, et put, dans l'après-midi, examiner un malade et lui faire une piqûre de morphine. Mais dans la soirée, il eut du délire, puis de l'hébétude et pendant trois jours, resta dans un état demi-comateux. Le lendemain matin de l'accident, on constata qu'il était hémiplégique total du côté droit et aphasique. Au bout d'une semaine, lorsqu'il reprit connaissance, on constata que l'aphasie était purement motrice, le blessé comprenant ce qu'on lui disait et lisant. L'hémiplégie était accompagnée d'une anesthésie incomplète, les membres paralysés sentant peu le toucher et la douleur, mais très vivement le chaud et le froid. Le patient resta dans cet état jusqu'en décembre où il fut amené à New-York et reçu à « Roosevelt Hospital ».

C'était un homme vigoureux, incapable de dire quoique ce soit, même oui ou non, les voyelles étant les seules lettres qu'il put prononcer avec effort. Il comprenait évidemment les questions, et essayait d'y répondre par gestes ou en écrivant de la main gauche.

(1) STARR AND MC BURNEY. Intracranial hemorrhage from a vein of the pia mater ; compression of Broca's circonvolution, and of the sensorimotor area of the cortex ; aphasia, partial right hemiplegia and hemianesthesia ; trephining ; removal of clot ; recovery (*Brain*, 1891, p. 285).

On put noter toutefois que son intelligence était très engourdie, de sorte que le résultat des recherches faites pour examiner sa sensibilité musculaire ne donnèrent pas de résultat satisfaisant, tandis qu'on put constater que la sensibilité au toucher et à la douleur étaient altérées du côté paralysé. Le malade était émotionnable et très changeant, tantôt gai à l'excès, tantôt tout à fait déprimé. Rien à l'ophtalmoscope. Vue et ouïe normales. Hémiplégie droite partielle.

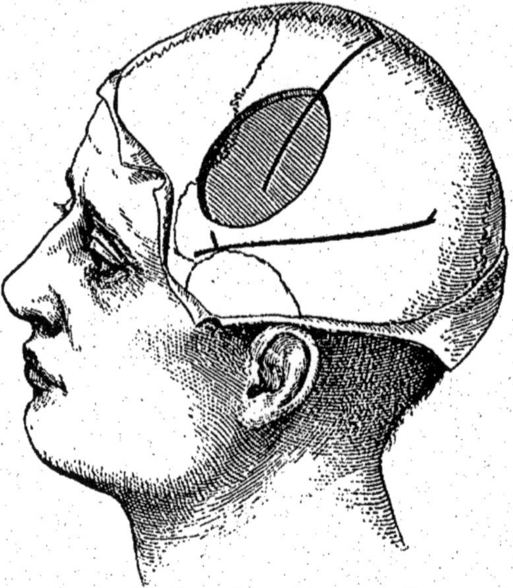

Fig. 48. — Siège de l'ouverture dans le cas XVIII.

Le malade pouvait tourner les yeux dans toutes les directions, mais ne pouvait tourner la tête à droite. La pupille gauche était un tiers plus large que la droite, mais les deux réagissaient normalement. La face était un peu inexpressive, mais non paralysée, et il allongeait la langue bien droite. Le seul mouvement possible du bras était une légère abduction de l'épaule; il y avait quelques mouvements de la hanche et du genou et soutenu par deux personnes, le blessé pouvait porter un peu la jambe en avant, mais ne pouvait seul se tenir debout; sa main était fléchie et en pronation, la jambe étendue, toutes les deux très rigides ; tous les reflexes profonds du poignet et des doigts, ainsi que de la rotule et du pied, étaient très faciles à produire. Sphincters normaux. Pas de cicatrice à la région crânienne.

Il parut vraisemblable que la chute avait provoqué la rupture d'un petit vaisseau intra-crânien, sans doute une veine à cause de la lenteur avec laquelle s'étaient développés les symptômes. On pensa qu'il s'agissait d'un caillot superficiel comprimant la partie postérieure de la troisième frontale, et la frontale ascendante dans son tiers moyen. En effet un caillot ainsi placé pouvait seul produire

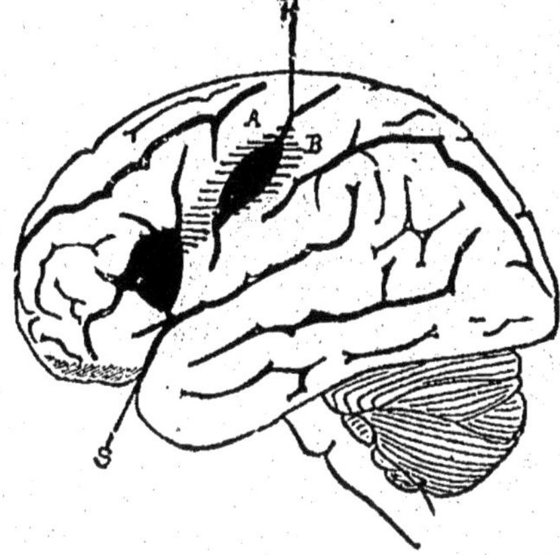

Fig. 49. — Siège du caillot dans le cas XVIII (hémisphère gauche).

une aphasie motrice absolue sans paralysie faciale, tandis qu'un caillot sous-cortical ou capsulaire aurait en même temps entraîné cette dernière. On se décida donc à opérer.

Le 13 décembre 1889 on appliqua une couronne de trépan, un pouce et 7/8 en arrière et 7/8 de pouce au-dessus de l'apophyse orbitaire externe, et on agrandit l'orifice à la pince emporte-pièce, de manière à mettre la dure-mère à nu sur une zone de 2 pouces sur 3. Elle ne battait pas. La pie-mère était œdémateuse et décolorée, et au-dessous se trouvait un caillot recouvrant la partie postérieure de la 3e frontale puis enjambant, en couche mince, la frontale ascendante pour devenir très volumineux dans le sillon de Rolando, et distendre son cul-de-sac inférieur. Le caillot ne recouvrait pas le tiers inférieur de la circonvolution préfrontale, et n'attaquait pas le quart supérieur du sillon de Rolando. A un pouce tout autour, le cerveau, animé de battements, paraissait sain, tandis qu'à son niveau même, il était jaunâtre et sans battements. Après incision de la pie-mère, le caillot fut peu à peu enlevé avec de fines éponges. La plaie fut pansée à découvert, drainée et bourrée de gaze. Trois jours après, en renouvelant le pansement, on constata que le cerveau battait partout, et qu'il était d'aspect et de couleur normales. Au bout d'une semaine,les drains furent enlevés et au bout de trois semaines la plaie était complètement guérie ; le cuir chevelu au niveau de l'orifice osseux se trouvait à un pouce au-dessous de son niveau normal.

Le soir même de l'opération, le malade, pour la première fois depuis l'accident, put dire oui et non ; depuis, son aphasie et sa paralysie se sont progressivement améliorées. Au bout de quelques jours on remarqua qu'il était plus intelligent et moins émotionnable ; au bout de deux mois, il pouvait marcher avec une canne. La parole revint d'une façon continue mais lente, comme si l'opéré apprenait une nouvelle langue ; il répétait le même mot jusqu'à ce qu'il le sut ; il parla par monosyllabes pendant les trois premiers mois, puis put joindre deux mots ensemble et enfin former de courtes phrases de 3 ou 4 mots. Actuellement, trois ans après l'opération, il exerce la médecine dans sa ville natale, peut marcher sans canne, nommer de suite les objets qu'on lui montre, mais il ne fait encore que des phrases courtes, et écrit de la main gauche. La paralysie de la droite persiste, accompagnée d'une diminution marquée des sensibilités tactiles et douloureuses, le bout des doigts ne distinguant pas les pointes de l'esthésiomètre écartées de 2 centimètres. Sens musculaire et thermoesthésie parfaits. Le bras et l'avant-bras se meuvent dans toutes les directions avec beaucoup de force, la main peut être mise en supination, mais les mouvements au-dessous du poignet sont très faibles et les doigts fléchis et rigides ; les réflexes sont beaucoup moins exagérés qu'avant l'opération, et le clonus n'existe plus qu'au cou-de-pied. La tête peut être tournée dans toutes les directions et les pupilles sont égales.

STANLEY BOYD (1) rapporte le cas suivant, très analogue :

J. L., homme de 40 ans, tomba de cheval le 31 mars 1891. Il fut pris d'un fort étourdissement, mais put retourner chez lui où il se mit au lit ; il eut alors des éblouissements, un gonflement du côté gauche du crâne, sans plaie, et des douleurs dans la tête pendant une quinzaine ; il put alors sortir et reprendre son travail. Le 18 juin, la céphalalgie reparut et la main gauche devint maladroite. Le 22 juillet, il était hébété, hésitant, sa mémoire mauvaise; la main droite se paralysa tout à fait et la jambe droite devint faible. Puis l'hémiplégie s'aggrava peu à peu ; coma et fièvre.

Le 28 juin 1891, trépanation sur le centre gauche de la face; en coupant la dure-mère on trouve un kyste qui donne à l'incision quatre onces de liquide clair. Drainage. Délire pendant 9 jours puis amélioration progressive et le 15 août, départ de l'hôpital avec guérison complète qui persistait en mai 1892, date où l'observation a été publiée.

Les cas précédents suffisent pour démontrer la possibilité de la trépanation dans l'hémorragie cérébrale (2). Dans les cas avec plaie par coup de couteau ou fracture du crâne, ou traumatisme grave de la tête, le développement des symptômes de compression en rapport avec l'accident local laisse peu de doute sur le diagnostic.

L'hémorragie sus-corticale traumatique est ordinairement due à la rupture d'une veine pie-mérienne ; l'hémorragie se fait lentement, le caillot s'étalant sous la dure-mère ou sur elle en couche large et mince ; le sang s'accumule dans les intervalles des circonvolutions qu'il sépare, en

(1) STANLEY BOYD. Pachymeningitis hemorrhagica interna treated by trephining (*Transactions of the Clinical Society*, 1892, p. 157).

(2) LANPHEAR a fait une trépanation pour hémorragie cérébrale, mais l'histoire du malade est trop incomplète et publiée trop peu de temps après l'opération pour mériter d'être ici reproduite. A Case of successful trephining for cerebral hæmorrhage (*Daniel's Texas Med. Journal*, 1891-2, t. VII, 275-277).

produisant de la compression autour et au-dessous de lui. Cette compression à développement progressif est parfois suffisamment irritante pour provoquer des spasmes ou des convulsions localisées et d'ordinaire assez intense pour arrêter le fonctionnement du cortex et produire des troubles moteurs, de l'aphasie, de l'hémianopsie, suivant le siège du caillot. Le début graduel de ces symptômes est une précieuse indication de l'hémorragie en surface. A ces symptômes locaux peuvent se joindre les symptômes généraux de la compression cérébrale : stupeur qui peu à peu se transforme en coma avec respiration stertoreuse, pouls lent et parfois irrégulier, température de 101 à 103° F. L'anurie ou la polyurie ont été toutes deux observées, et il n'est pas rare de trouver dans l'urine de l'albumine ou du sucre. Il y a des vomissements lorsque le coma n'est pas très profond. On a noté dans quelques cas la dilatation de la pupille du côté comprimé.

Diagnostic des hémorragies extradurale et intradurale.

Dans tout traumatisme crânien, avec ou sans fracture, suivi de suite par des symptômes cérébraux marqués, la question se pose de savoir si l'hémorragie, cause probable de ces symptômes, est extra ou intradurale : question qu'il est souvent difficile, parfois impossible de résoudre. L'hémorragie extradurale est presque toujours due à l'artère méningée moyenne, mais l'hémorragie intradurale peut se produire en n'importe quel point de la surface cérébrale. La question n'est donc à étudier que lorsqu'il y a des symptômes de paralysie puisque les hémorragies ayant la méningée moyenne pour point de départ se font au niveau de la zone motrice. Les symptômes de l'hémorragie de la méningée moyenne ont été très complètement analysés et décrits par Jacobson en 1888, ses conclusions étant basées sur l'étude de 78 cas ; il attire l'attention sur ce que le traumatisme qui rompt la méningée moyenne peut être très léger et insuffisant pour produire une fracture ; il mentionne les symptômes de cette hémorragie, par ordre d'importance : « Il y a, dit-il généralement, un intervalle de lucidité, de connaissance conservée entre l'accident et l'apparition des symptômes de compression (somnolence, stupeur, coma) ; cet intervalle peut durer d'une heure à dix jours ; lorsqu'il est long, il s'agit plus probablement d'une hémorragie extradurale. L'hémiplégie se produit du côté opposé au traumatisme, la face, le bras et la jambe étant d'ordinaire affaiblies, mais la jambe à un bien moindre degré que le bras et jamais seule, cela se comprend aisément si l'on se souvient que les centres des membres inférieurs siègent au-dessus des autres et ne peuvent être comprimés seuls par un caillot venu de la méningée moyenne (fig. 50). Les convulsions précèdent rarement l'hémiplégie et surviennent surtout dans l'hémorragie intradurale, mais lorsqu'il y a lacération du tissu cérébral, également dans les caillots extraduraux. Le pouls est lent et dur, puis vers la fin de la vie devient très rapide ; dans les caillots intraduraux, il a plus de tendance à être rapide dès son début. Dans les deux cas la respiration est lente, embarrassée, stertoreuse, et il peut survenir une élévation de température. Le vomissement est plus fréquent dans l'hémorragie extradurale. Les modifications pupillaires sont considérées comme d'une grande importance : leur dilatation plaide pour la compression cérébrale, la pupille du côté comprimé étant large et souvent ne réagissant pas à la lumière ; Jacobson pense que l'inégalité est moins mar-

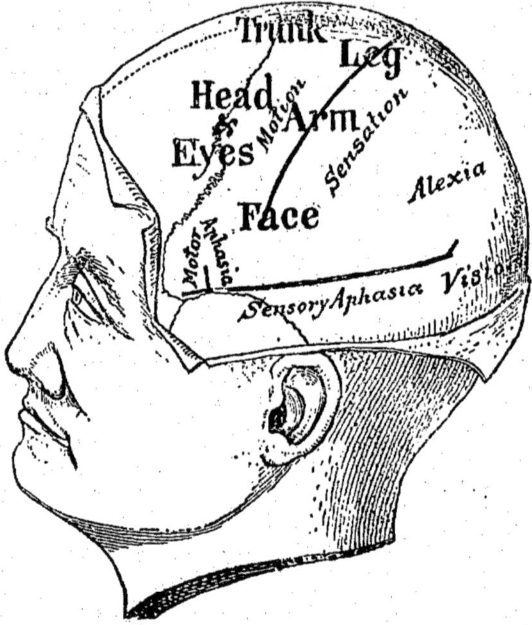

Fig. 50. — Schema montrant, sur le côté gauche du crâne, le siège des zones fonctionnelles corticales et leurs rapports avec le sillon de Rolando et la scissure de Sylvius. Les symptômes produits par les caillots extra ou intra-duraux dépendent du siège de ces caillots.

Vocabulaire. *Trunk*, tronc ; *leg*, membre inférieur ; *arm*, membre supérieur ; *face*, face ; *head*, tête ; *eyes*, yeux ; *motion*, motilité ; *sensation*, sensibilité ; *motor aphasia*, aphasie motrice ; *sensory aphasia*, aphasie sensorielle ; *alexia*, alexie ; *vision*, vue.

quée dans l'hémorragie intradurale, mais cela est douteux. Une altération de la sensibilité dans les membres paralysés indique l'extension du caillot en arrière, tandis que l'apparition de l'aphasie lorsqu'il siège à gauche indique son extension en avant ; du reste, dans l'hémorragie intradurale, l'aphasie peut survenir sans hémiplégie. Les troubles sphinctériens et les mouvements automatiques sont les derniers symptômes à mentionner.

Cette courte analyse montre qu'il peut être fort difficile de différencier une hémorragie extradurale d'une hémorragie intradurale. Si donc, sans que cette distinction soit faite, le diagnostic d'hémorragie comprimant la convexité cérébrale est faite, et s'il est manifeste que le cas devient grave, on doit recourir au trépan, et lorsque le caillot n'est pas trouvé en dehors de la dure-mère, le chercher en dedans.

Il y a des cas de traumatisme crânien qui sont suivis des symptômes de la compression cérébrale généralisée sans symptômes locaux, moteurs, sensitifs ou aphasiques pouvant guider le chirurgien ; lorsqu'alors le traumatisme n'a pas laissé de traces, la trépanation est fort hasardeuse, et il n'y a pas de bons moyens de tomber à coup sûr sur le caillot.

Lorsque se développent les symptômes locaux et généraux de la compression cérébrale, il est sage de surveiller le malade une huitaine, en se tenant, du reste, prêt à agir si la situation devenait inquiétante. Ce délai n'est pas suffisant pour permettre à des altérations définitives de se produire, et il n'est pas du tout impossible que l'hémorragie cesse spontanément et qu'un petit caillot se résorbe complètement. Ainsi, j'ai récemment observé un malade qui à la suite d'un violent traumatisme crânien sans fracture, fut pendant trois jours dans le coma, avec hémiplégie gauche, puis reprit connaissance, resta complètement aphasique pendant les trois jours suivants, en même temps que l'hémiplégie était remplacée par des mouvements rythmiques des membres droits. En somme, l'hémiplégie gauche indiquait un caillot sur l'hémisphère droit; les mouvements rythmiques des membres droits et l'aphasie, un caillot sur l'hémisphère gauche (1); devant cette difficulté, on recula l'opération de jour en jour, et bien en prit, car le malade finit par guérir et quittait l'hôpital, au bout de deux mois, en parfait état. Il est probable que de petits caillots siégeant sur les deux hémisphères s'étaient résorbés, en laissant peu ou pas de traces.

Hémorragie non traumatique.

Dans un très petit nombre de cas d'hémorragie cérébrale non traumatique, on a tenté également la trépanation.

Lucas-Championnière rapporte le cas d'un homme qui, après une attaque d'apoplexie, resta paralysé du côté droit, le bras étant le plus gravement pris et contracturé. Des crises épileptiformes, surtout intenses du côté paralysé, se développèrent après l'attaque. La trépanation fut faite à la partie moyenne de la zone motrice et l'on trouva un caillot enkysté dans le tiers moyen de la circonvolution préfrontale, caillot qui fut enlevé. Le lendemain, la main n'était plus contracturée, et lorsque le malade quitta le lit après guérison de sa plaie, on constata qu'il marchait avec

(1) DUNN, *Journal of Amer. Med. Ass.*, 1886, p. 75, rapporte un cas où des mouvements du côté gauche du corps étaient produits par un caillot large et épais à la surface de l'hémisphère droit.

plus de facilité. Une petite convulsion survint deux mois après l'opération, mais au moment de la publication du cas, quatre mois plus tard, la paralysie avait presque complètement disparu, et les convulsions n'étaient pas revenues.

Michaux (1) rapporte aussi un cas d'hémorragie non traumatique, heureusement localisée et traitée par l'ablation du caillot. Le malade, à la suite d'une attaque apoplectique, avait eu le bras droit et la jambe complètement paralysés ; le côté gauche de la face était aussi atteint ; il survint du coma, des convulsions qui durèrent trois jours ; la mort allait bien évidemment survenir. Trois couronnes de trépan furent faites sur le sillon de Rolando gauche, et plusieurs onces de sang coagulé enlevées. Progressivement, le malade reprit connaissance, et quatre mois plus tard, il lui restait seulement une légère faiblesse du bras droit avec un peu de gène de la parole.

Dans le cas suivant que j'ai observé avec le Dr R. F. Weir, l'opération fut faite sans diagnostic positif, mais avec l'espoir de trouver un caillot ; on va voir ce qu'il en advint.

XIX. — *Ouverture du crâne pour ablation d'un caillot. On trouve un foyer de ramollissement.*

J. G., homme de 40 ans, fut pris en avril 1891, sans cause connue, de convulsions généralisées. Elles furent suivies d'une légère aphasie motrice. Trois jours plus tard, il eut une seconde attaque, qui fut suivie d'aphasie complète avec une parésie légère du côté droit de la face et du bras droit ; à la fin de la semaine, la jambe droite se prenait aussi. Depuis, il y a eu des attaques répétées de convulsions, commençant par une démangeaison dans la main

(1) Michaux. Un cas de trépanation pour hémorrhagie méningée non traumatique. (*Rapports Congrès chirurgie*, 1891, II, 145).

et le bras droit. Disque optique gauche pâle, avec vaisseaux plus petits que celui du côté opposé. Il n'y a jamais eu de maux de tête, de symptômes généraux, de tumeur cérébrale, mais le patient se plaint d'entendre sans cesse un bruit très intense dans sa région temporo-pariétale gauche.

Le diagnostic dans ce cas était assez obscur. Les accidents pouvaient avoir pour cause une hémorrhagie et être ainsi justiciables d'une trépanation, mais l'existence du bruit entendu par le malade

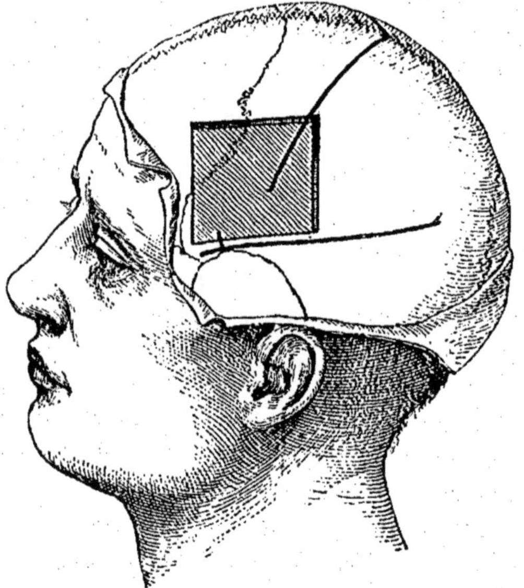

Fig. 51. — Siège de l'ouverture dans le cas XIX.

fit penser qu'il pouvait aussi s'agir d'un anévrysme de l'artère méningée moyenne au niveau de la scissure de Sylvius : l'opération fut donc seulement exploratrice, et c'est comme telle qu'elle fut acceptée par le malade.

Le 28 octobre 1892, le Dr Weir à « New-York Hospital », enlevait à l'aide de la scie électrique de Horsley, un carré d'os de 2 pouces 1/2 de côté. Une lame métallique mince et plate, imaginée par le Dr Weir fut d'abord introduite à travers un petit orifice de trépan et sépara la dure-mère de l'os, puis la protégea contre la scie, lorsque celle-ci fut employée. Certainement ce procédé est plus rapide que la trépanation proprement dite. Lorsque la dure-mère eut été divisée et rabattue, on trouva la pie-mère très œdémateuse, et après avoir refoulé par pression la sérosité, on constata que le cerveau, au niveau de la 3e frontale et de la moitié inférieure de la circonvolution préfrontale, était d'aspect manifestement anormal : il était affaissé, jaunâtre, mou. En somme il n'y avait ni caillot ni anévrysme, et il s'agissait d'un ramollissement probablement dû à une thrombose ; comme il n'y avait rien à faire, la plaie fut fermée et la pièce osseuse replacée ; elle dut être enlevée au bout de 15 jours, ne s'étant pas soudée. Ultérieurement, la plaie guérit comme elle devait, et le malade quitta l'hôpital, au bout d'un mois, nullement amélioré. Il avait eu, pendant ce temps, deux attaques.

Dans ce cas, le diagnostic avait donc été inexact; ce fait prouve la difficulté qu'il peut présenter dans les cas de ce genre et aussi la bénignité des opérations exploratrices, même les plus étendues.

Il est bien rare que les hémorragies cérébrales non traumatiques soient justiciables d'une opération. La très grande majorité des cas d'apoplexie subite est due soit à des hémorragies intra-cérébrales, soit à l'embolie ou à la thrombose d'artères volumineuses. Il est bien rarement possible au lit du malade de faire ce diagnostic et il est encore moins de cas où l'on trouve des symptômes qui puissent faire penser à un caillot de surface et non central. On se rappellera que les centres moteurs corticaux occupent une large zone, qu'un caillot qui se forme à leur niveau comprime davantage un point que les autres et produit par conséquent une paralysie plus intense dans un membre ; de plus, lorsque le caillot s'accroît, la paralysie s'étend très lentement de ce centre aux autres. En outre, les symptômes moteurs sont habituellement accompagnés de quelques troubles sensitifs, plus marqués dans le membre particulièrement atteint. Souvent la contracture se montre dans ce membre très tôt après le début de la paralysie. Une aphasie progressive motrice ou sensitive est presque inévitable lorsque le caillot siège sur l'hémisphère gauche. La stupeur est plus profonde et plus continue dans l'hémorragie superficielle que dans les autres, et si le cortex est dilacéré par le caillot des spasmes unilatéraux peuvent suivre l'attaque d'apoplexie.

Dans quelques cas, des symptômes de la nature de ceux que nous venons d'énumérer peuvent faire songer à une intervention, mais il faut bien savoir que dans la grande majorité des cas où on l'entreprendra pour hémorragie cérébrale spontanée, elle sera purement exploratrice. Le moment n'est pas venu et il est douteux qu'il vienne jamais où le diagnostic d'un caillot de surface puisse être fait avec assez de précision pour autoriser la trépanation immédiate dans l'apoplexie.

Quand l'hémorragie s'est fait dans l'hémisphère, en déchirant les tractus et détruisant les tissus, l'opération est hors de question : le tissu cérébral détruit ne peut se refaire, et toute tentative pour enlever un caillot profond ne pourrait qu'entraîner de nouveaux dégâts et une hémorragie sérieuse. Qui que ce soit, ayant un peu l'expérience des hémorragies que provoquent les incisions de la pie-mère et du cortex n'oserait entreprendre dans la substance cérébrale, les incisions profondes qui seraient alors nécessaires.

CHAPITRE V

Trépanation dans les abcès cérébraux.

Le traitement chirurgical des abcès cérébraux. — Leurs variétés : Abcès traumatiques ; les indications générales et locales d'intervenir. — Observations. — Abcès d'origine otitique. — Symptômes. — Diagnostic différentiel entre les abcès, la méningite et la thrombose des sinus ; siège de la trépanation dans les abcès otitiques. — Observations. — Conclusions.

Les abcès du cerveau ont été ouverts et drainés par les chirurgiens nombre d'années avant l'extension actuelle de la chirurgie cérébrale. On savait en effet depuis longtemps qu'ils peuvent se développer à la suite des plaies crâniennes et là où il y a fracture comminutive et compliquée il n'était pas rare de voir une collection purulente se montrer et demander à être ouverte. Quelques fois même, des incisions exploratrices avaient été faites dans des cas où l'abcès pouvait seulement être soupçonné.

Dupuytren et Detmold ouvrirent des abcès cérébraux profonds avant 1850 et depuis cette époque jusqu'à maintenant les périodiques chirurgicaux ont publié un grand nombre de faits analogues ; on trouverait parmi eux bien des observations intéressantes pour l'histoire des localisations cérébrales. C'est ainsi qu'Hitzig note un abcès cérébral traumatique limité exactement au tiers inférieur de la circonvolution précentrale, et produisant une paralysie de la face et de l'hypoglosse : c'était avant que ce chirurgien eut fait des expériences sur les centres moteurs corticaux. Il faut donc au moins dire que si les symptômes localisateurs sont aujourd'hui précieux pour le diagnostic chirurgical et précisent plus exactement le siège du mal que n'importe quel symptôme physique, la trépanation dans les abcès cérébraux est une conquête qui a précédé leur connaissance.

Causes des abcès cérébraux.

L'abcès du cerveau se développe d'habitude sous l'influence de l'une des deux conditions suivantes : 1° à la suite d'un traumatisme crânien avec ou sans fracture ; 2° à la suite d'une otite moyenne ou de suppuration de l'orbite et des cavités nasales. Un très petit nombre d'abcès cérébraux peuvent enfin succéder à la gangrène pulmonaire, à la pyoémie, à la fièvre typhoïde, à la tuberculose, mais ces abcès métastatiques sont si rares et si peu justiciables d'un traitement chirurgical, que nous les laisserons de côté (1).

Formes anatomo-pathologiques.

Un abcès du cerveau peut se présenter sous deux formes anatomo-pathologiques bien distinctes.

(1) Le *Sajous Annual* de 1888 à 1892 contient 55 cas d'abcès cérébraux opérés, 28 d'origine traumatique, 24 d'origine auriculaire, 3 consécutifs à la fièvre typhoïde; 34 ont guéris, 21 sont morts. AGNEWS en 1891 a réuni 18 abcès du cerveau opérés, tous morts.

Dans une première forme, la collection siège dans une cavité irrégulière entourée d'une zone de tissu cérébral pulpiforme et hémorrhagique. Le pus est alors verdâtre ou rougeâtre et fétide. De tels abcès progressent avec une grande rapidité et mènent rapidement à une terminaison fatale. Ils sont donc très différents des ramollissements jaunes, par nécrose d'origine embolique ou thrombosique, avec lesquels on les confondait autrefois. Ces abcès exigent un traitement chirurgical rapide.

Dans une seconde forme, la collection est enfermée dans une coque conjonctive épaisse tout à fait distincte de la substance blanche cérébrale qui l'entoure. Rarement alors elle a des tendances à s'augmenter rapidement ; d'ordinaire elle reste dans le cerveau comme un corps étranger, sans augmenter de volume ; elle peut demeurer des années sans provoquer de symptômes, et même devenir une surprise d'autopsie. Il n'est pas douteux que ces collections aient pour point de départ un abcès aigu qui a cessé de progresser, s'est enkysté et qui, s'il siège comme c'est la règle, dans les lobes temporo-sphénoïdal ou frontal, ou bien dans un hémisphère du cervelet, ne produit point de symptômes. Elles n'en sont pas moins un danger continuel, et quelques morts subites de cause méconnue sont dues à leur rupture dans les ventricules ou à la surface cérébrale.

Parfois, sans cause connue, un abcès latent se met à progresser, provoque toute une série de symptômes cérébraux, et l'intervention devient nécessaire. La présence d'une paroi épaisse ne doit pas alors faire rejeter la possibilité d'une extension rapide.

En somme le chirurgien peut être appelé à trépaner un

abcès cérébral dans deux conditions bien différentes : après un traumatisme récent, suivi à bref délai de symptômes cérébraux à évolution rapide, ou bien chez un malade présentant des symptômes cérébraux graves et mal déterminés, des années après un traumatisme ou une inflammation soit aiguë, soit chronique, de l'œil, du nez ou de l'oreille.

Abcès d'origine traumatique.

Dans la première catégorie de faits, le chirurgien guide son intervention, en partie sur le développement de symptômes sérieux de compressions cérébrales, en partie sur l'évolution des symptômes locaux.

Dans quelques cas le diagnostic est des plus simples. Il en était ainsi dans le fait classique de Fenger (1), où un abcès se développa après la pénétration d'une balle de pistolet par la cavité orbitaire dans le lobe frontal. L'examen de la plaie avait permis de découvrir la collection qui fut évacuée, mais quelques mois plus tard, le patient eut une défaillance à la suite de laquelle se développèrent de graves symptômes cérébraux : Fenger trépana le frontal, trouva dans le lobe frontal à une profondeur de 2 pouces 1/2 un abcès qu'il draina, et guérit son malade.

Dans d'autres cas, on constate, en même temps que les symptômes purement chirurgicaux, des symptômes de localisation qui guident l'opérateur.

(1) Fenger C. On opening and drainage of abscess cavity in the Brain, illustrated by a case (*American Journal of Medical Sciences*, 1884, II, 17).

C'est ainsi qu'Elcan (1) relate le cas d'un petit garçon qui fut atteint d'une fracture communitive et compliquée du frontal gauche avec issue de la matière cérébrale ; quelques jours après se développèrent de l'hémiplégie et de l'aphasie ; l'enfant devint comateux. Des fragments d'os furent enlevés ; Une hernie cérébrale s'ensuivit, et le coma disparut en même temps que persistaient l'aphasie et l'hémiplégie ; quatre jours plus tard, en explorant la plaie, on découvrit un abcès jusque-là méconnu ; trois onces de pus s'écoulèrent. Depuis, peu à peu, l'aphasie et la paralysie s'améliorèrent, et la plaie guérit rapidement.

Stimson (2) ouvrit et draina un abcès de la circonvolution post frontale, au niveau du centre du poignet, environ six semaines après une fracture au-dessus de l'oreille droite. Le blessé avait guéri de sa fracture, mais était resté dans une état d'hébétude profonde, avec céphalée intense et constante et température ne descendant pas au-dessous de 99°. Depuis l'accident les doigts et le poignet gauche s'étaient paralysés. Tout dans ce cas : la fracture, les symptômes cérébraux, la paralysie bien localisée plaidaient pour un abcès de la région motrice droite, mais en 1880 l'opération de Stimson était presque une opération exploratrice.

Janeway (3) rapporte un cas d'abcès du lobe occipital

(1) Elcan L. Case of extensive traumatic Surgery of the Skull, abscess of the Brain, hemiplegia, aphasia, recovery (*American journal of medical sciences*, 1880, I, p. 426).

(2) Stimson L. A. Case of traumatic abscess of the Brain (*Archives of medicin.*, 1881, I, 218).

(3) Janeway. A case of abscess of the occipital lobe with hemianopsia. (*Journal of nervous and mental diseases*, 1886, p. 224).

droit consécutif à un coup sur le côté gauche de la tête, abcès qui fut ouvert deux mois après le traumatisme par Bryant. La plaie avait guéri mais au bout de quelques semaines étaient apparues et s'étaient peu à peu aggravées une céphalée intense, une parésie du bras et de la jambe gauche et une hébétude considérable. A son admission à l'hôpital ce malade était somnolent, avait une température de 100°, un pouls à 106°, une céphalée intense, une hémiplégie gauche avec hémianopsie et dilatation pupillaire. Il fut trépané d'abord sur le lobe pariétal droit, puis au niveau du traumatisme, sur le côté gauche du crâne et malgré des ponctions du cerveau, on ne trouva rien. A l'autopsie, l'abcès fut découvert dans le lobe occipital droit. Dans ce cas, on n'avait pu savoir si l'hémianopsie avait précédé ou suivi l'hémiplégie ; il n'est pas douteux que si elle eut été la première en date, on aurait dû trépaner au niveau du lobe occipital et l'on aurait trouvé l'abcès.

Wernicke et Haller (1) ont ouvert et drainé, en se guidant sur ce signe, un abcès du lobe occipital.

Le fait suivant, qui m'est personnel, est un exemple intéressant d'abcès traumatique du cerveau.

XX. — *Abcès traumatique du cerveau. Trépanation. Mort.*

En 1888, je vis avec le Dr Poore, à « S'Mary's Hospital », une fillette chez laquelle, après une chute sur le pariétal gauche avec plaie du cuir chevelu, s'étaient développés des symptômes cérébraux, d'abord vagues, puis caractérisés par une hémiplégie droite avec perte de la sensibilité dans les membres paralysés, et probablement hémianopsie, quoique l'enfant fut trop jeune et trop hébétée pour répondre

(1) Wernicke und E. Hahn. Idiopathischer Abscess des Occipitallappens, durch Trepanation entleert (*Virchow's Archiv*. Bd. 87, p. 35, a).

aux questions. Peu à peu les symptômes s'aggravèrent, et la stupeur devint du coma. Le Dr Poore trépana à la partie moyenne du pariétal, juste en arrière du sillon de Rolando. On ne trouva pas de traces de méningite, mais un cortex normal, quoiqu'un peu ramolli. Comme des phénomènes de shock commençaient à se développer, on arrêta là l'opération, à laquelle l'enfant survécut une quinzaine. A l'autopsie on trouva un énorme abcès occupant la totalité des

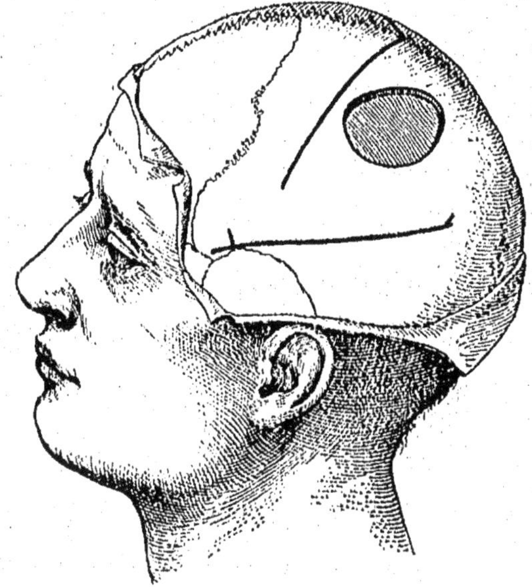

Fig. 52. — Siège de la trépanation dans le cas XX.

lobes pariétal et occipital, s'étendant en bas dans la substance blanche du lobe temporal à au moins un pouce au-dessous du cortex, limité par une capsule de près d'un quart de pouce d'épaisseur, et contenant 8 onces de pus verdâtre. Certainement cette capsule aurait été refoulée par une aiguille et même si l'abcès avait été ponctionné, le pus, trop épais, n'aurait pu sortir.

La figure 53 montre la cavité de l'abcès dans ce cas.

Il serait aisé de citer bon nombre de cas analogues, où

le diagnostic d'un abcès, survenant rapidement après un traumatisme, se base sur les symptômes locaux, physiques et fonctionnels : il nous semble inutile d'insister.

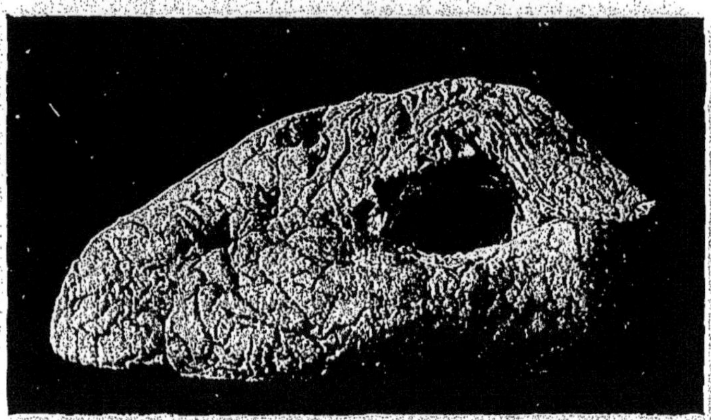

Fig. 53. — Photographie de l'hémisphère gauche, contenant un abcès (cas XX) ; la cavité de l'abcès siégeant dans le lobe pariétal s'étend en avant sous la région motrice, en arrière dans le lobe occipital ; la poche de l'abcès est visible près de l'orifice.

Abcès consécutifs aux affections auriculaires.

Une autre catégorie d'abcès à début aigu et à évolution chronique est formée par les abcès qui ont pour cause une otite moyenne. Ces abcès sont le résultat de l'infection portée directement de l'oreille moyenne au cerveau.

Rœmer (1) a montré qu'ils étaient beaucoup plus fréquents à droite. Barr (2), sur une statistique de 76, en a

(1) Rœmer. An Abscess of Brain from ear disease (*Zeitschrift f. Ohrenheilkunde*. Bd. XVI, p. 212).

(2) Barr. Abscess in the Brain resulting from disease of the ear. (*British medical Journal*, 1887, I, 723).

trouvé 55 dans le lobe temporo-sphénoïdal, 13 dans un lobe cérébelleux, 2 dans la protubérance, 1 dans le pont de varole. Poulsen (1) en réunit 13, dont 9 dans le lobe temporal, et 4 dans le cervelet.

L'abcès du lobe temporo-sphénoïdal ne produit pas de symptômes de localisation avant d'être devenu assez volumineux pour atteindre, du côté gauche, les 2e et 1re circonvolutions temporales, siège de l'aphasie sensorielle. De même, les abcès du cervelet ne se manifestent qu'au moment où ils envahissent le lobe moyen ou le pédoncule, et provoquent des troubles de la marche. En somme, dans bon nombre d'abcès cérébraux d'origine auriculaire, le diagnostic ne peut se baser que sur les symptômes encéphaliques généraux qui sont, par ordre d'importance : (1) la céphalée ordinairement généralisée, parfois plus intense du côté de l'abcès ; (2) l'irritabilité avec hébétude, lenteur de la compréhension, affaiblissement de l'attention et de la mémoire, parfois délire ; (3) la prostration, la stupeur, et un état de cachexie sans aucun rapport avec l'intensité des autres symptômes ; (4) la température, parfois au-dessous de la normale avec de faibles oscillations, exceptionnellement élevée, d'ordinaire aux environs de 99° ; le pouls lent et parfois intermittent ; (5) la sensibilité du crâne à la percussion, et une élévation de la température du côté de l'abcès ; (6) des frissonnements et même parfois des frissons ; (7) des désordres de tout l'appareil digestif, se caractérisant par des nausées, des vomissements, de la constipation ; (8) de la paralysie faciale, type périphérique, du

(1) POULSEN. Cerebral affections subsequent to chronic otitis media (analyse) (*Archiv. of Otology*, 1892, II, 346).

côté affecté ; (9) de la névrite optique, qui n'est du reste ni constante ni fréquente. La connaissance est habituellement conservée, mais le patient est stupide et sa stupeur ne tarde pas à dégénérer en coma, et même parfois à s'accompagner de convulsions généralisées, lorsque l'abcès s'accroît.

Quand de tels symptômes se développent, soit après une otite aiguë, soit, ce qui est beaucoup plus fréquent, dans le cours d'une otite chronique ancienne, il faut se demander si le malade est atteint d'abcès cérébral, ou s'il ne fait pas soit de la méningite, soit de la thrombose du sinus latéral. La fréquence de ces trois accidents après l'otite chronique est à peu près la même. Sur 36 cas, rapportés par Poulsen, il y avait 13 abcès, 12 thromboses, 10 méningites, dont une hémorragique.

Dans la *méningite*, le début est d'ordinaire plus brusque et la progression des symptômes plus rapide que dans l'abcès encéphalique. La céphalée est accompagnée d'hyperesthésie de l'ouïe, de la vue et du toucher, symptômes ordinairement absents dans l'abcès. La température est élevée, le pouls rapide, irrégulier, intermittent. Il y a parfois des spasmes et des convulsions ; le strabisme se voit et le trismus est commun ; il survient de la douleur et de la rigidité de la nuque ; en somme, un certain nombre de points permettent de distinguer les deux affections l'une de l'autre.

La *thrombose des sinus* a aussi nombre de différences avec l'abcès. Elle s'accompagne de haute température avec variations pyohémiques et frissons ; le pouls est très rapide ; on trouve du gonflement et de l'œdème au niveau de la mastoïde, de l'œdème de la nuque, de l'empâtement de la jugulaire, que l'on sent comme une corde dure ; de l'exophtalmie, et même du gonflement de la conjonctive, une stase veineuse marquée dans le cuir chevelu : tous symptômes caractéristiques. La dilatation pupillaire apparaît de bonne heure, tandis qu'elle manque souvent dans les abcès cérébraux.

En somme, il est d'ordinaire possible de différencier l'abcès des deux autres complications encéphaliques qui peuvent survenir dans une affection auriculaire.

Cela est vrai également lorsque la complication survient dans le cours d'une affection du nez et de l'orbite.

Il est bien évident que les abcès encéphaliques produisent les symptômes généraux de toute affection intra-crânienne septique ; s'il s'y joint de l'aphasie, de la démarche cérébelleuse, si l'excès de pression produit par l'abcès trouble le fonctionnement des centres moteurs et sensitifs en provoquant de l'hémiplégie et de l'hémianesthésie du côté opposé, le siège de l'abcès peut être estimé avec une exactitude suffisante pour guider le chirurgien. Du reste, même si ce siège est incertain, on est autorisé à faire une intervention exploratrice, l'abcès encéphalique entraînant fatalement la mort, par son évolution spontanée.

Le mieux est, dans les cas douteux, de trépaner 1 pouce 3/4 au-dessus, et 1 pouce 1/4 en arrière du méat ; c'est là le point où l'on atteint le plus facilement le lobe temporo-sphénoïdal (1). Quelques otologistes ont tenté d'atteindre le cerveau à travers les cellules mastoïdiennes, mais cela

(1) BIRMINGHAM, Some practical considerations on the Anatomy of the mastoïd region, with guides for operating (*Dublin Journal of Medical Sciences*, 1891, I, p. 116).

me semble une mauvaise pratique, à cause de l'épaisseur de l'os, du point très bas où l'on atteint le cerveau, du danger de blesser le sinus latéral, de l'impossibilité de faire une large ouverture. Or les larges ouvertures sont absolument préférables, comme moins susceptibles de s'accompagner de hernie cérébrale et comme donnant plus de jour, ce qui est particulièrement nécessaire lorsqu'on trépane près de la base du cerveau, qu'on a besoin de l'explorer avec une aiguille aspiratrice, et que peut-être on aura quelque collection à drainer.

Ballance (1), dans une remarquable étude sur la trépanation dans la thrombose du sinus latéral, donne un dessin que je reproduis et qui montre les rapports avec le méat auditif du cerveau, du cervelet, du sinus latéral, ainsi que les meilleurs points pour atteindre les diverses régions intra-crâniennes.

Parfois l'abcès d'origine auriculaire est si superficiel que le cuir chevelu et l'os à son niveau sont douloureux à la pression. Mais, d'ordinaire il siège profondément, dans la substance blanche, et pour l'atteindre et le vider, il faut inciser la substance cérébrale. Horsley a inventé dans ce but un petit instrument très pratique : c'est un spéculum cylindrique, long et pointu, dont les valves peuvent être écartées l'une de l'autre après qu'il a été enfoncé fermé dans le cerveau ; malheureusement il peut refouler une paroi épaisse d'abcès sans l'ouvrir. Le pus est souvent trop épais pour s'écouler par une aiguille hypodermique ordinaire. Lorsque la cavité a été vidée, il faut la laver et la

(1) Ballance, Removal of pyæmic thrombi from the lateral sinus. (*Lancet*, 1890, I, 804, 1057, 1114).

drainer. Elle s'oblitère lentement, et des soins incessants sont nécessaires pour prévenir une méningite secondaire.

FIG. 1.

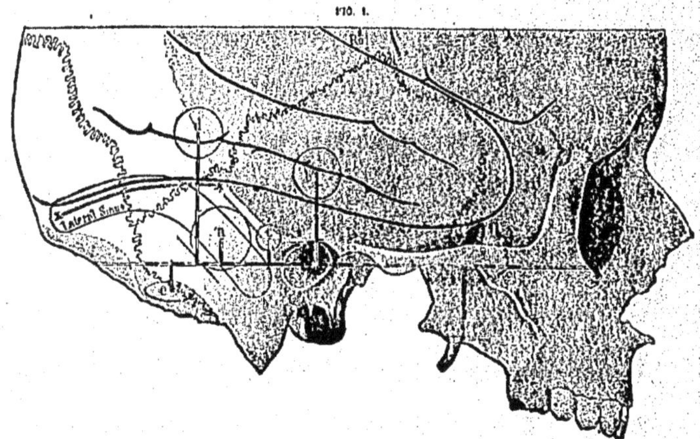

Fig. 54. — Face latérale d'un crâne d'adulte (Ballance). Ce dessin montre les rapports du sinus latéral avec la face externe de la paroi crânienne, et le siège de la couronne de trépan lorsqu'on veut le mettre à nu (b). La ligne basale de Reid passe par le milieu du méat auditif et touche la marge inférieure de l'orbite. Elle est divisée en huitième de pouce de même que les perpendiculaires qui en partent. Les mesures sont prises sur la ligne basale à partir du centre du méat. On voit également les circonvolutions temporo-sphénoïdales, la scissure de Sylvius et l'extrémité inférieure du sillon de Rolando (Rol). XX indique le siège de la tente du cervelet par rapport à la paroi crânienne ; l'X antérieur indique le point où la tente quitte la paroi crânienne pour suivre le bord supérieur du rocher. En *a*) couronne de trépan mettant à nu le sinus, de 5/8 de pouce de diamètre, avec son centre à un pouce en arrière et 1/4 de pouce au-dessus du méat ; cette ouverture peut facilement être agrandie en haut et en arrière, ou en bas et en avant (voir les lignes pointillées) avec une pince emporte-pièce ; il est toujours bien de l'étendre en avant, pour ouvrir l'antre et enlever l'os carié (s'il y en a) qui s'étend de l'antre ou de la cavité tympanique ou du conduit auditif externe à la gouttière osseuse. Le siège où doit être faite la trépanation dans les inflammations intra-crâniennes d'origine auriculaire, autres que la phlébite du sinus a été également indiqué sur cette figure. En *b*) trépanation pour explorer la face antérieure du rocher, le toit de la caisse, la fissure pétro-squameuse : de 1/2 pouce de diamètre avec son centre à 7/8 de pouce au-dessus du centre du méat ; sur la marge inférieure de cet orifice une sonde peut être glissée entre la dure-mère et l'os, et explorer la totalité de la face antérieure du rocher. En c) trépanation pour ouvrir l'antre mastoïdien : de 1/4 de pouce de diamètre ; 1/2 pouce en arrière et 1/4 de pouce au-dessus du centre méatique, ou 1/4 de pouce au-dessus du centre du méat et 1/4 de pouce en arrière de son bord postérieur. Le forage doit

être dirigé en dedans et un peu en bas et en avant. Lorsqu'une rondelle superficielle d'os a été enlevée, il est bon de terminer l'opération à la gouge. Une plus large couronne peut être avantageusement employée, surtout chez l'adulte. En *d*) trépanation pour abcès temporo-sphénoïdal: 1/2 pouce de diamètre. Siège recommandé par Backer ; 1 pouce 1/4 en arrière et 1 pouce 1/4 au-dessus du centre méatique ; l'aiguille exploratrice sera dirigée en dedans et un peu en bas et en avant. Birmingham préfère trépaner 1 pouce 1/4 au-dessus du méat pour éviter le sinus latéral. En *e*) trépanation pour les abcès cérébelleux : 1/2 pouce de diamètre 1 pouce 1/2 en avant et 1 pouce 1/4 au-dessous du centre du méat. Birmingham préfère 2 pouces en arrière et 1 pouce au-dessous pour éviter l'artère occipitale. Le bord antérieur de la couronne doit être juste sous le bord postérieur de la mastoïde. La figure montre qu'une couronne faite en ce point est suffisamment loin du sinus latéral et que le trocart ou la canule de l'aspirateur, dirigés en avant en dedans et en haut ouvriront une collection occupant la partie extérieure du lobe latéral du cervelet, ce qui est le siège habituel des collections purulentes situées en cette région de l'encéphale.

Voici quelques exemples destinés à montrer les détails et l'utilité de ce traitement.

a) Cas de Stimson : (1)

M. D. âgé de 30 ans, eut, à la suite d'un refroidissement, une otite aiguë avec écoulement de pus par l'oreille gauche, en décembre 1890. Un mois plus tard, il fut admis à « New-York Hospital », souffrant d'une otorrhée chronique et d'une vive douleur dans le côté gauche de la tête. Il avait eu une convulsion deux jours avant son admission, et depuis était resté demi-comateux, avec des intervalles d'agitation et de délire. A l'admission, le mastoïde était sensible à la pression, sans rougeur ni œdème. Pupilles normales. Température 102. Au bout de six jours, le demi-coma persistait, l'état s'était encore aggravé ; le Dr Stimson opéra. Une incision courbe, de quatre pouces, fut commencée en arrière de l'apophyse, puis menée en haut et en avant, en passant tout près de l'oreille. Le lambeau fut rabattu, l'os mis à nu, et une ouverture d'un diamètre de 3/4 de pouce faite au ciseau au-dessus et un peu en arrière du méat auditif, dans la partie postérieure de l'écaille. L'incision de la dure-mère donna issue à 3 onces de pus ; le doigt pénétrait facilement en haut et en arrière. On pensa qu'un abcès s'était formé au-dessous des

(1) STIMSON, *Operation for intracranial abscess*. (New-York Surgical Society, 25 mars 1891) (*New-York Medical Journal*, 1891, I, p. 630).

méninges, et non dans la substance cérébrale, et qu'il comprimait particulièrement la partie postérieure du lobe temporal, sur ses faces inférieure et externe. Drain : fermeture de la plaie.

Quelques heures après, l'hébétude avait diminué, et la douleur disparu ; l'amélioration continua, la plaie était guérie six semaines après l'opération.

Pendant la première semaine, le malade sembla intelligent, mais incapable de se faire comprendre. Il paraissait écouter attentivement ce qu'on lui disait, et répondait par des sons inarticulés, où parfois l'on pouvait retrouver un mot, mais sans rapport avec la question. Il ne put nommer les objets qu'à partir de la seconde semaine ; à la fin de la quatrième, il était encore incapable de reconnaître les lettres et de lire. Un mois après l'opération, il commença à reconnaître les objets et à se souvenir du passé et de sa maladie ; mais il y avait une lacune d'un mois commençant à son entrée à l'hôpital. Il nota la difficulté qu'il avait encore tout récemment à appeler les choses par leur nom, et déclara qu'elle persistait, quoique très atténuée. Il lisait avec difficulté, pouvait écrire son nom. Il resta faible pendant fort longtemps, quoique non paralysé, mais finit par guérir complètement.

b) Cas de Bergmann (1).

X. souffrait depuis 15 ans d'une otorrhée avec douleurs d'oreille. Brusquement la douleur devint plus intense et survinrent des attaques de vertige. En peu de jours, l'appétit disparut ; il survint des frissons et de la fièvre pendant la nuit ; puis s'établit une céphalée très intense, qui empêchait le sommeil. Cette céphalée était généralisée, mais plus intense du côté droit, sensible à la pression. A l'admission à l'hôpital, quelques jours après le début de ces accidents aigus, le malade qui paraissait gravement atteint, était apathique et hébété, et répondait aux questions avec difficulté et lenteur. Sa peau était jaunâtre et sa langue chargée. Température 99, pouls seulement 50. Le bras et la jambe gauches paraissaient un peu plus faibles et moins sensibles que les membres droits ; de temps en temps, tiraillements dans le côté droit de la face. Les pupilles étaient

(1) BERGMANN, *Die chirurgische Behandlung der Hirnkrankheiten*, 1889, p. 59.

égales et réagissaient promptement ; l'oreille droite était remplie de granulations et donnait du pus ; l'ouïe était très diminuée. La mastoïde n'était ni œdématiée ni sensible, mais la percussion au-dessus de l'oreille, au niveau du lobe temporal, était douloureuse.

Ces symptômes s'aggravèrent pendant la semaine suivante, la douleur devint plus intense et l'hébétude plus profonde. Bergmann fit, au-dessus de l'oreille, une ouverture de 3 centimètres carrés. La dure-mère présentait des battements, et après son incision, le cerveau fit saillie dans la plaie. Deux incisions cérébrales ne donnèrent rien, mais une troisième, dirigée un peu en avant,donna issue à 30 centimètres cubes de pus fétide et verdâtre. Le doigt pénétra dans une cavité d'abcès à paroi épaisse. Elle fut lavéeà la gaze iodoformée et drainée avec un tube de 3 centimètres de long,enveloppé de bandelettes de gaze iodoformée protégeant le cerveau et les méninges du contact du pus ; la plaie fut lavée avec soin, avant d'être pansée.

Dès après l'écoulement du pus, le pouls s'était élevé de 50 à 88. Tous les jours on pansa l'abcès qui s'oblitéra très vite, si bien que le 9e jour, le drain put être enlevé, et qu'à la fin de la 6e semaine, la plaie était complètement guérie. A partir de cette époque, l'opéré, suivi un an, a toujours été en parfait état.

c) Cas de Backer (1).

Homme 33 ans. Ancienne otite moyenne droite, attaques épileptiques pendant la jeunesse. En 1880 faiblesse et refroidissement de la jambe droite ; consécutivement céphalée intense, sensibilité sur la mastoïde et la région occipitale droite. Le 23 janvier 1883, deux attaques épileptiformes en une heure ; convulsions du côté droit ; à leur suite, station debout hésitante, rotation vers la gauche, contraction de la pupille droite. Le 25 janvier la mastoïde est trépanée par la méthode usuelle ; on ne trouve pas de pus. Les jours suivants, survient du demi-coma avec parésie du bras gauche et dilatation de la pupille droite. On diagnostique de la suppuration sur ou dans les centres du bras et de la face du côté droit. Le 3 février une couronne de trépan est appliquée en ce point, on trouve la dure-mère sail-

(1) Backer, Note on a case of cerebral suppuration due to otitis media, diagnosticed and successfully treated by trephining and drainage.(*British Medical Journal*, 1838, I, 777).

lante, et à un pouce 1/4 en arrière du méat, on trouve à une profondeur considérable du pus dont on enlève presque une demi once ; l'abcès est drainé avec un tube de caoutchouc.

Von Bergmann rapporte sept autres interventions heureuses pour abcès cérébraux, tout à fait semblables aux précédentes. D'autres encore ont été publiées par Truckenbrod, Poulsen, Mayo, Pritchard, Cheyne, Paget, et dans les périodiques de ces trois dernières années on en pourrait trouver un nombre considérable, où l'abcès, d'origine auriculaire, a été bien diagnostiqué et traité avec succès. Comme il s'agit là d'une affection qui, sans intervention, se termine ordinairement par la mort, on peut considérer ces résultats comme peut-être les plus brillants de la chirurgie cérébrale moderne.

Les abcès cérébraux secondaires aux affections de la cavité nasale sont beaucoup plus rares que les précédents ; ils siègent d'ordinaire dans les lobes frontaux et ne provoquent pas de symptômes de localisation : Park (1) en a récemment rapporté un, consécutif à l'ablation d'un polype nasal.

Quatre semaines environ après l'ablation du polype, l'opéré présenta des symptômes cérébraux généralisés, et devint comateux ; il n'y avait pas de symptômes de localisation, et c'est par déduction que Park se décida à explorer le lobe frontal ; le crâne fut trépané au-dessus de l'orbite, du côté où le polype avait été enlevé ; l'exploration avec une fine aiguille fit pénétrer dans une cavité d'abcès d'où l'on évacua 12 centimètres cubes de pus. Drainage de la cavité ; fermeture de la plaie, pansement. Le malade mourut le lendemain et à l'autopsie on trouva un second abcès symétrique dans le lobe frontal du côté opposé.

(1) PARK, Clinical contribution to the subject of Brain Surgery (*Medical News*, 1892, II, p. 617 et 618).

Conclusions.

Toutes les fois que des symptômes cérébraux graves se développent rapidement après un traumatisme du crâne avec plaie du cuir chevelu, après une opération sur le nez, l'orbite ou l'oreille, pendant l'évolution ou à la suite d'une otite ou d'une rhinite chroniques, on doit penser à un abcès cérébral. Si l'on peut éliminer les autres diagnostics possibles et si le siège de l'abcès peut être déterminé soit par les symptômes de localisation, soit par la situation de sa cause productrice, on doit opérer. Plus tôt on intervient, plus grandes sont les chances de guérison. L'ouverture crânienne doit être suffisamment grande pour permettre une large exploration cérébrale et un drainage satisfaisant. Le drainage doit être maintenu jusqu'à ce que la cavité se soit complètement oblitérée. On doit prendre toutes les précautions possibles pour que le pus ne vienne pas au contact des méninges. La plaie doit être pansée souvent, sans négliger l'état général de l'opéré.

CHAPITRE VI

LA TRÉPANATION DANS LES TUMEURS CÉRÉBRALES

Fréquence et variété des tumeurs cérébrales. — Analyse de 600 cas. — Comparaison des tumeurs cérébrales chez l'enfant et chez l'adulte. — Diagnostic de la nature des tumeurs cérébrales. — Diagnostic de leur siège. — La quotité des tumeurs cérébrales justiciables d'une opération. — Les résultats de celle-ci. — Analyse de 97 cas. — I. Tumeurs cérébrales ; cas américains choisis ; cas personnels ; tumeur du lobe frontal. — II. Tumeurs cérébelleuses. — Diagnostic, difficulté de l'opération. — Trois cas personnels. — Statistique des tumeurs cérébrales opérées, conclusions.

Jusqu'à une date tout à fait récente, l'intérêt des tumeurs cérébrales était purement un intérêt de diagnostic car leur pronostic était sans espoir et leur traitement nul, sauf dans les tumeurs d'origine spécifique.

Mais les progrès dans la possibilité de diagnostiquer la nature et la position exacte de ces tumeurs, le magnifique développement de la chirurgie antiseptique, ouvrirent à leur thérapeutique opératoire une perspective des plus brillante. Les travaux de Mac Ewen, Durante, Horsley, Weir, Keen et Park, les succès plus récents de von Bergmann, Czerny, Lucas-Championnière, Troisier, Mc Burney, Deaver, Gessler et d'autres établirent sur des bases sérieuses la chirurgie du cerveau, et nulle part les résultats ne furent plus heureux et plus frappants que dans l'excision des néoplasmes.

Ces faits ont donné un intérêt nouveau à l'étude des tumeurs cérébrales ; il est essentiel maintenant de connaître leur fréquence, leurs variétés, leurs situations diverses, leur structure, leur diagnostic et les conditions de leur traitement par la trépanation.

Fréquence et variétés des tumeurs cérébrales.

Les tumeurs cérébrales sont à peu près aussi fréquentes dans l'enfance que dans l'âge adulte. D'après Gowers, 1/3 des cas ont été observés sur des personnes au-dessous de 20 ans, si bien que l'affection serait un peu plus fréquente pendant la jeunesse. Dans la liste des maladies organiques du système nerveux chez l'enfant, les tumeurs cérébrales occupent un rang très élevé, immédiatement après la méningite, la paralysie spinale et l'hémorrhagie cérébrale ; chez l'adulte elles n'occupent pas une place aussi prépondérante et leur fréquence est dépassée par celle de l'hémorrhagie cérébrale, de l'embolie, de la thrombrose, de l'ataxie locomotrice, de la paralysie générale.

Il y a quelques années, j'ai fait une liste de 300 cas de tumeurs du cerveau observées chez des enfants et des jeunes gens, d'après les statistiques de Bernhardt et de Steffan, et les périodiques antérieurs à 1888. Je la reproduis ici, comme montrant les variétés et les sièges les plus fréquents de ces tumeurs pendant le jeune âge.

Pour pouvoir comparer ce qui se passe chez l'adulte j'y

joins une seconde table, contenant 300 tumeurs observées chez des personnes au-dessus de 20 ans, et faite d'après la statistique de Bernhardt, ses analyses dans le « *Jahresbericht de Virchow* de 1888 à 1892 », le livre de Bramwell, et mes recherches personnelles.

Tableau II. — Tumeurs cérébrales chez les enfants et chez les adultes.

La 1re colonne donne les tumeurs chez les enfants, la 2e les tumeurs chez les adultes.

Siège	Tubercules		Gliomes		Sarcomes		Glio-sarcomes		Kystes		Carcinomes		Gommes		Non-déterminées		Total	
I. Axe cérébral.																		
1° Ganglions de la base et ventricules latéraux	14	3	3	30	5	38	»	»	1	1	1	4	»	1	3	5	27	31
2° Tubercules quadrijumeaux et pédoncules	10	1	1	2	3	2	»	5	»	»	»	1	»	»	1	7	21	14
3° Pont de varole	19	11	10	»	5	1	2	1	1	»	»	2	»	3	1	»	38	17
4° Bulbe	2	»	»	1	»	»	»	»	1	»	2	»	»	»	1	»	6	2
5° Base du cerveau	»	3	»	2	1	3	1	1	1	»	1	»	»	1	4	1	8	9
6° 4e ventricule	1	»	1	»	1	1	»	»	»	»	1	2	»	»	1	1	5	4
II. Cervelet	47	8	15	8	10	13	1	6	9	»	3	»	»	»	11	10	90	45
III. Tumeurs multiples	31	4	»	2	3	5	»	»	2	»	»	2	1	3	3	1	43	17
IV. Cortex cérébral	13	9	6	10	1	46	»	8	»	1	1	10	»	13	»	12	21	127
V. Centre ovale	16	2	1	11	5	7	1	4	15	»	1	3	1	»	5	4	35	51
	152	11	37	51	31	86	5	25	30	2	10	33	2	20	30	41	300	300

En jetant un coup d'œil sur cette table, on voit de suite que la fréquence relative des diverses variétés de tumeur n'est pas la même aux divers âges. Le tubercule, variété de beaucoup la plus fréquente chez l'enfant, est au contraire rare dans l'âge adulte. Le gliome et le sarcome qui chez l'enfant, sont beaucoup moins fréquents, et se rencontrent l'un et l'autre à peu près aussi souvent, sont au contraire, le sarcome, la variété la plus commune chez l'adulte, le gliome, celle qui vient en seconde ligne. Le carcinome et la gomme, ainsi qu'on devait s'y attendre, sont beaucoup plus fréquents chez l'adulte.

Il est singulier que la littérature médicale relate un si petit nombre de gommes cérébrales. Mon impression clinique est que c'est la variété de beaucoup la plus fréquente des tumeurs cérébrales de l'adulte. Rumpff, dans son livre sur la syphilis du système nerveux a du reste pu en réunir un nombre considérable et en a fait une description très complète. La majorité des syphiligraphes, et je suis de leur avis, admettent que les gommes cérébrales peuvent se résorber par le traitement spécifique. Le fait est cependant nié par Horsley qui considère l'intervention chirurgicale comme étant ici aussi bien que pour les autres tumeurs, la seule ressource. Il me semble cependant que la rareté des gommes autopsiées prouverait qu'elles ne sont point si fatales, lorsqu'elles sont médicalement bien traitées.

Les kystes du cerveau peuvent avoir un substratum gliomateux, gliosarcomateux ou bien dépendre d'une infection parasitaire. Les kystes hydatiques, les échinocoques, les cysticerques du cerveau sont beaucoup plus fréquemment rapportés dans les périodiques allemands et australiens qu'anglais ou américains : Küchenmeister a pu en réunir 88 cas, statistique que je n'ai pas comprise dans la table ci-dessus car elle aurait donné à cette variété une fréquence relative de beaucoup supérieure à la réalité. En Amérique, les kystes cérébraux parasitaires sont une curiosité. Du reste, bien entendu, les kystes qui résultent d'un ramollissement ou d'une hémorragie n'ont rien à faire avec les tumeurs et n'en ont pas les symptômes.

Les carcinomes primitifs du cerveau sont une vraie rareté. Des tumeurs de cette nature comprises dans mes tables, quatre étaient en continuité directe avec un carcinome rétinien, affection qui n'est pas exceptionnelle dans le jeune âge ; les autres étaient secondaires à des carcinomes quelconques.

En comparant la fréquence relative des diverses variétés de tumeurs dans ma statistique, et dans des statistiques moins étendues, je la trouve à peu près identique. Je pense donc que ses résultats peuvent être pris en considération, quoique des chiffres ainsi obtenus soient toujours plus ou moins sujets à caution.

Ils peuvent toutefois servir à supposer, dans un cas donné, la nature du néoplasme auquel on a affaire. Par exemple, chez un enfant, il faut toujours rechercher avec la plus grande sollicitude toute tare tuberculeuse, héréditaire ou personnelle : on a parfois trouvé le tubercule cérébral indépendant de toute autre manifestation de la diathèse, mais c'est une exception. D'autre part, les tumeurs cérébrales tuberculeuses sont si fréquemment multiples qu'on doit toujours penser à cette variété, lorsque les symptômes révèlent plusieurs foyers. La détermination de la nature bacillaire d'une lésion tuberculeuse est, du reste, de la plus haute importance, au point de vue de l'intervention. Doit-on, lorsqu'elle est diagnostiquée, intervenir, même si le foyer est accessible par la trépanation ; sans doute, l'opération peut prolonger l'existence, mais la récidive a les plus grandes chances de se produire dans le cerveau ou ailleurs; en outre l'intervention est certainement plus dangereuse que chez un malade non tuberculeux. Mais le chirurgien ne s'arrête pas devant ces considérations lorsqu'il s'agit d'une articulation ou d'un testicule tuberculeux. Doit-il faire de même, lorsqu'il s'agit d'une lésion cérébrale ? Von Bergmann pense que non, affirmant qu'il est impossible d'enlever aussi parfaitement les masses caséeuses des méninges ou du cerveau que celles d'une autre région, d'un os par exemple ; l'opération est, suivant lui, fatalement incomplète, et la récidive certaine ; à l'appui de cette opinion je pourrais citer l'histoire d'un malade du Dr Booth chez qui le Dr Farquhar Curtis de « S. Luke' s Hospital » enleva un tubercule cérébral qui, le 3e mois, avait récidivé. Mais, d'autre part, les chirurgiens anglais ont enlevé bon nombre de tubercules cérébraux sans avoir de récidive. Une expérience plus longue est donc nécessaire avant de pouvoir rien dire. A mon avis le grand écueil des tubercules cérébraux est leur multiplicité possible, la découverte et l'ablation probable d'une seule, dès lors la nécessité d'une deuxième opération lorsqu'une deuxième tumeur en se développant aura provoqué de nouveaux accidents.

S'il n'existe point de symptômes en faveur de la nature tuberculeuse de la tumeur, son diagnostic de nature devient singulièrement difficile.

Le carcinome, exceptionnellement primitif, est, en règle générale, secondaire. Si donc, on trouve une tumeur de cette nature en un point du corps, surtout dans l'orbite, en connexion avec la rétine, le diagnostic de la nature de la lésion cérébrale peut être fait. Dans ce cas bien entendu, aucun chirurgien raisonnable n'aura l'idée d'intervenir.

La gomme est la variété de tumeur cérébrale la plus fréquente chez l'adulte, mais à moins qu'il n'y ait des antécédents ou d'autres manifestations syphilitiques, ou bien de la céphalée nocturne et de l'insomnie, le diagnostic reste incertain. En tout cas l'on doit tenter le traitement spécifique. Horsley pense qu'on doit limiter sa durée à six semaines ; je considère que c'est peu, à moins qu'il ne s'agisse d'une lésion très avancée, à symptômes pressants ; trois mois me paraissent nécessaires avant de pouvoir dire que le traitement n'aura pas de résultat.

Les kystes parasitaires se développent très lentement, déplacent le tissu cérébral sans le détruire, et ne produisent que rarement, sinon jamais, des symptômes localisés. Donc, dans un cas de tumeur cérébrale où il n'y a que des symptômes généralisés, on ne doit pas oublier cette hypothèse, et l'on doit s'informer avec le plus grand soin si le sujet a été exposé à l'infection, s'il a le ver solitaire ou quelque tumeur hydatique. Il ne me paraît pas y avoir de raison pour que cette variété soit injusticiable d'une intervention.

Les autres variétés — gliome, sarcome, glio-sarcome, — ne peuvent absolument pas être différenciées l'une de l'autre. Parfois un sarcome en un autre point du corps fera soupçonner qu'il s'agit d'une tumeur de cette nature, mais les sarcomes cérébraux secondaires sont relativement rares. Le gliome et le sarcome ont un développement semblablement lent, peuvent provoquer l'un et l'autre des symptômes très marqués ou pas de symptômes et se développent dans les mêmes régions. Bramwell pense que le gliome débute dans la substance blanche et n'envahit que secondairement la grise. Ziegler affirme le contraire et les faits cités ici viennent sûrement à l'appui de son opinion, mais cette condition anatomique discutée ne peut apporter d'appui au diagnostic. La pathogénie n'est,elle non plus, d'aucun secours, car le sarcome et le gliome surviennent à la suite de chutes ou de coups sur la tête avec une égale fréquence.

Il y a toutefois un fait qui peut provoquer une différence clinique ; c'est que le gliome est habituellement très vasculaire, beaucoup plus que n'importe quelle autre tumeur. Or une tumeur très vasculaire a un volume extrêmement variable, elle est érectile. Les variations de volume d'une tumeur cérébrale étant impossibles, sont remplacées par des variations de la pression intracrânienne. Elles se manifestent, subjectivement, par une intensité variable des symptômes et par la modification possible sous l'influence des agents qui modifient la pression sanguine ; objectivement, par la congestion plus ou moins intense de la rétine. De plus, dans le gliome, surviennent parfois, à l'intérieur de la tumeur ou dans son voisinage des hémorragies qui se manifestent par les symptômes de l'apoplexie. En somme,, des modifications brusques et considérables de l'intensité des symptômes, accompagnées de changements appréciables dans la circulation rétinienne, et affectés dans un sens ou dans l'autre par des bains chauds, des douches froides sur la colonne vertébrale, des bains de pied à la farine de moutarde ou des purgations liquides indiquent une tumeur vasculaire, probablement un gliome : et ce diagnostic est encore renforcé par l'apparition dans le cours de la maladie d'attaques apoplectiques. Il y a du reste des gliomes durs et encapsulés, où manquent ces symptômes utiles.

Mais en tout cas, leur constatation est précieuse pour prévoir le degré de vascularité des tumeurs. Les plus favorables à l'acte chirurgical sont celles qui sont dures, encapsulées, non vasculaires. C'est la règle dans le sarcome, cela se voit souvent dans le glio-sarcome, rarement dans le gliome. Inversement, une tumeur avec symptômes vasculaires est peu favorable, quels que soient sa nature et son siège.

Disons maintenant quelques mots du siège des tumeurs encéphaliques.

Siège des tumeurs encéphaliques.

Un coup d'œil sur la table II montre que toutes les régions de l'encéphale sont susceptibles d'être envahies par des tumeurs, mais que quelques-unes le sont avec une fréquence particulière : l'axe cérébral et le cervelet dans le jeune âge, le cortex chez l'adulte. Par axe cérébral j'entends les ganglions de la base et la capsule interne, les tubercules quadrijumeaux et les pédoncules, la protubérance et le bulbe, ainsi que toutes les parties en rapport avec le plancher crânien. Des 600 tumeurs que j'ai réunies, 185 occupaient cet axe cérébral. Leur diagnostic n'est pas difficile car elles s'accompagnent d'ordinaire de nombreux symptômes de localisation, en particulier de ceux dus à l'envahissement des nerfs crâniens. Je ne veux pas les discuter ici, car on trouvera leur description dans tous les travaux récents sur le diagnostic régional des affections cérébrales. Je dois dire seulement que toutes les tumeurs de l'axe cérébral, tumeurs qui constituent un tiers de la totalité des

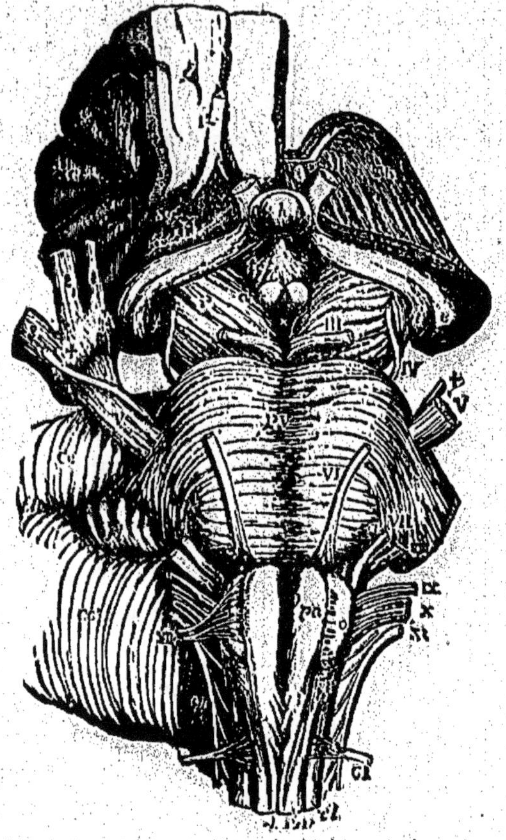

Fig. 55. — L'axe cérébral : ganglions de la base, pédoncules, protubérance, bulbe, avec les nerfs crâniens (d'après ALLAN THOMPSON).

tumeurs encéphaliques, sont absolument inaccessibles au chirurgien.

Nous trouvons ensuite 141 tumeurs cérébelleuses, avec une fréquence deux fois plus grande dans le jeune âge que dans l'âge adulte : en effet dans ma statistique de cas américains, je trouve sur 45 tumeurs cérébrales, 3 seulement

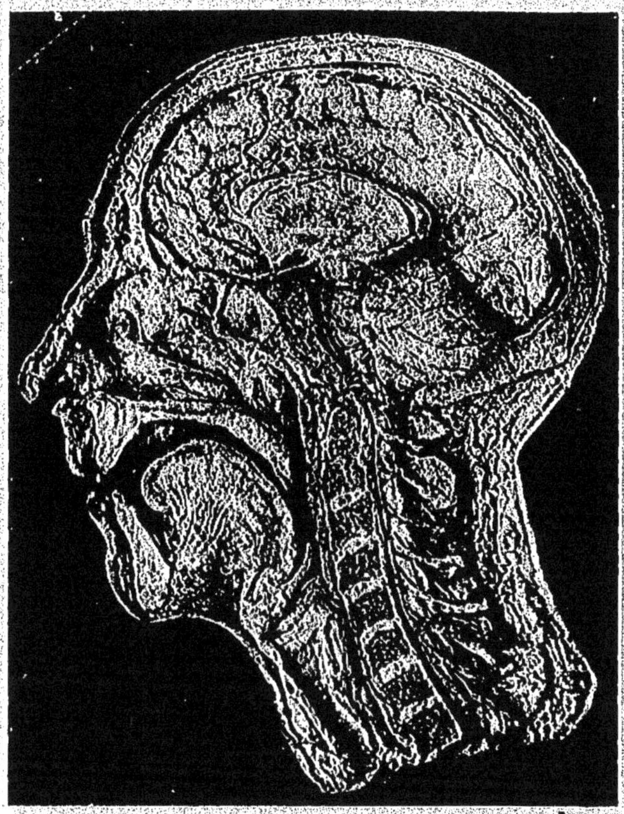

Fig. 56. — Photographie d'après Fraser, montrant les rapports des ganglions de la base, du cervelet, de la protubérance, du bulbe et de la moelle. L'hémisphère gauche a été enlevé pour montrer les ganglions de la base et l'hémisphère gauche du cervelet.

au-dessous de 19 ans, et sur 29 tumeurs cérébelleuses, 11 au-dessous de cet âge. Les enfants sont donc particulièrement exposés aux tumeurs cérébelleuses et je dirai plus loin qu'elles sont tout spécialement difficiles à atteindre et à extirper.

Je trouve ensuite les tumeurs multiples, 60, absolument en dehors de l'action du chirurgien. Remarquons en passant que si l'on constate dans un cas des symptômes localisés inexplicables par une seule lésion, on doit toujours penser à cette variété.

Les catégories restantes sont formées par les tumeurs du cortex et les tumeurs du centre ovale insuffisamment profondes pour atteindre les ganglions de la base : 56 dans le jeune âge, 178 chez des adultes. Ces deux variétés sont accessibles au chirurgien.

Quant à la différenciation des tumeurs corticales et des tumeurs sous-corticales elle est absolument impossible, les unes et les autres produisant les mêmes symptômes.

Ces tumeurs étaient ainsi distribuées dans les diverses régions du cortex et du centre ovale.

Régions	Tuberculose	Gliome	Sarcome	Glio-sarcome	Kystes	Carcinome	Gomme	Nature non indiquée
Frontale........	9	9	13	6	4	5	4	9
Rolandique......	12	11	22	1	»	3	7	6
Pariétale........	2	3	3	»	1	2	»	»
Occipitale........	3	2	4	»	»	5	»	1
Temporo-sphénoïdale..........	1	1	8	1	»	3	2	1
	27	26	50	8	5	18	13	17

De cette série de 164 tumeurs suffisamment voisines du cortex pour être accessibles au chirurgien (1), 46 se pré-

(1) Les 70 tumeurs restantes étaient inabordables au chirurgien.

sentaient avec des symptômes généraux et locaux suffisamment nets pour solliciter une opération et sur ces 46, elle aurait été suivie de succès dans 37 cas : 37 ablations possibles sur 600 tumeurs, cela donne environ 6 0/0.

Il serait trop long de décrire en détail, et en la discutant, l'histoire de chacun de ces cas ; qu'il me suffise de dire que l'appréciation ci-dessus est basée sur l'étude des symptômes permettant de localiser la tumeur et sur l'examen de sa disposition anatomique, rendant possible ou non son extirpation.

Dans bon nombre d'autres cas la tumeur aurait pu être diagnostiquée et localisée, mais non enlevée ; d'autres auraient pu être enlevées mais leurs symptômes n'auraient point permis de les localiser avec une précision suffisante.

Les tumeurs extirpables étaient des sarcomes encapsulés corticaux, la plupart siégeant dans la zone motrice et produisant des spasmes et de la paralysie ; trois dans le lobe occipital et provoquant de l'hémianopsie ; quatre dans le lobe frontal et accompagnés d'aphasie. La plupart des gliomes ou des glio-sarcomes sont infiltrés dans le tissu cérébral au point de ne pouvoir être découverts dans une opération ou d'être impossibles à extirper ; il en est de même des carcinomes ; la plupart des tubercules sont multiples et si l'un d'eux pouvait être diagnostiqué, les autres ne le seraient pas.

Bon nombre de tumeurs siégeant dans la couche optique ou dans les parois d'un ventricule latéral montrent combien le diagnostic peut être erroné : elles s'accompagnent en effet de symptômes qui pourraient fort aisément en imposer pour ceux d'une tumeur corticale ; l'opération aurait-elle été entreprise qu'on n'eut rien trouvé. Les faits de ce genre prouvent qu'en fait de tumeur cérébrale, le diagnostic le mieux conduit peut être faux et que fatalement un certain nombre d'opérations sont destinées à rester exploratrices : il faut le savoir sans arrêter pour cela les tentatives chirurgicales.

Je dois rappeler que sur 100 tumeurs cérébrales examinées au musée de Guy's Hospital, Hale White en a trouvé dix qui auraient pu être enlevées : cette proportion, 10 0/0, est plus considérable que la mienne, 6 0/0, Mills et Lloyd trouvent également 10 cas opérables sur 100 qu'ils ont réunis ; Knapp en trouve 2 sur 40, et pense que 7 0/0 des 485 cas de Bernhardt auraient pu être enlevés. Dana en trouve 5 sur 29 cas qu'il a étudiés. En somme, en prenant la moyenne de tous ces auteurs nous trouvons 7 0/0.

C'est peu, mais on doit se rappeler que nombre de malades ont été seulement observés aux dernières périodes de leur existence, alors que la tumeur étant devenue énorme ; les symptômes localisés s'étaient alors effacés devant les symptômes généralisés. On doit aussi se rappeler qu'aujourd'hui les observations du système nerveux sont bien mieux prises qu'autrefois, et que nombre de ces cas pourraient être diagnostiqués beaucoup plus tôt, à une époque où ils ne seraient pas encore inopérables.

Laissant de côté ces considérations théoriques nous allons maintenant étudier les résultats qu'a donnés l'ablation des tumeurs cérébrales.

Analyse des interventions.

J'ai pu réunir, en y comprenant une observation personnelle, 97 cas de tumeurs encéphaliques opérées (2) ; 81 sont des tumeurs cérébrales proprement dites, 16 des tumeurs cérébelleuses. En voici le résumé.

	Cérébrales	Cérébelleuses	Total
Cas où la tumeur a été trouvée	26	9	35
» trouvée et non enlevée.	1	2	3
» enlevée avec guérison .	39	3	42
» enlevée avec mort. . .	15	2	17
Total des cas opérés.	81	16	97

Le tant pour cent de guérison après localisation exacte et ablation est en somme de 46. Si l'on considère depuis combien peu de temps les localisations cérébrales sont connues d'une façon précise et les opérations pour tumeurs faites, on doit considérer que c'est là un résultat des plus intéressants et des plus encourageants. Cela prouve que tout malade chez qui l'on soupçonne une tumeur cérébrale doit être surveillé avec la plus grande sollicitude, et que

(1) Voir également Knapp. *Intracranial Growths*, in-8°, 1890.

(2) La littérature médicale à ce sujet est très étendue. Les plus importants et les plus récents articles publiés sont : Weir and Seguin (Contribution to the diagnosis and surgical treatment of tumors of the cerebrum. *American Journal of medical sciences*, 1888, II, 110, 219). Keen (Three Successful cases of cerebral Surgery. *American journal of medical sciences*, 1888, II, 339). Park (Surgery of the Brain. *Transactions of the association of American Physicians and Surgeons*, 1889, p. 311). Bergmann (Die chirurgische Behandlung der Hirnkrankheiten, in-8°, 1889). Knapp (*Intracranial growths*, in-8°, Philadelphia, 1890) avec la statistique des cas opérés jusqu'en juin 1891. Th. Diller (Some on intracranial diseases, with report of seven cases of intracranial growths upon four of which operation have been performed. *Pittburg's Medical Review*, 1892, II, 292). Les revues du « *Virchow's Jahresbericht* » et du « *Sajou's Annual* ».

pour lui, la question d'une intervention doit être soulevée.

Les risques opératoires sont du reste si différents entre les tumeurs cérébrales et les tumeurs cérébelleuses que je crois devoir, dès maintenant, scinder nettement ces deux variétés.

1° *Tumeurs cérébrales.*

Notre statistique comprend 81 tumeurs des hémisphères cérébraux traitées chirurgicalement.

54 fois, la tumeur a été bien localisée et enlevée ; 39 de ces malades ont guéri, 15 sont morts.

De ces 54 tumeurs 43 ont été trouvées dans la zone motrice. C'est là que la localisation est le mieux faite et les erreurs les plus rares. L'apparition de spasme ou de paralysie localisée à un membre, ou s'étendant d'un membre aux autres dans un ordre déterminé, est probante. Dans une de mes observations, ces symptômes moteurs ont été d'une très grande utilité pour localiser la lésion. De même dans un cas de Erb, qui mérite au moins d'être analysé.

Son malade était un homme souffrant depuis plusieurs mois des symptômes généralisés des tumeurs encéphaliques : céphalée, vertiges, vomissements, névrite optique. L'apparition de convulsions suivies de paralysie dans le bras puis dans la jambe gauche, indiquèrent la région rolandique droite comme le siège probable de l'affection. Czerny opéra en novembre 1890, et trouva un fibro-sarcome infiltré dont il ne put enlever qu'une partie. Le malade guérit de l'opération, fut très amélioré pendant 8 mois, puis ses symptômes anciens reparurent. En novembre 1891, sa situation s'était tellement aggravée qu'on tenta de nouveau l'opération. La tumeur avait à nouveau grossi, et une large partie en fut enlevée. L'amélioration fut des plus remarquables mais en juillet 1892, les symptômes avaient encore reparu, et une nouvelle opération était en expectative.

Bien entendu, dans un tel cas où l'ablation totale du néoplasme n'est pas possible, on ne peut espérer de succès définitif. Mais cette observation prouve au moins la possibilité d'atténuer en partie les symptômes (1), et de prolonger l'existence dans une affection considérée jadis comme au-dessus de tout traitement. On peut comparer alors l'intervention à celle que l'on fait pour cancer du sein dans les cas où la récidive est probable.

La localisation de la tumeur dans les 11 cas restants, était : région frontale, 5 ; région pariétale, 1 ; région occipitale, 2 ; plus une série de faits où l'observation ne donne pas de détails sur ce point. Les tumeurs occipitales peuvent être si facilement diagnostiquées par l'existence d'une hémianopsie, qu'il est assez singulier que deux seulement aient été enlevées en s'aidant de ce symptôme. Les tumeurs pariétales provoquent des symptômes sensoriels associés aux symptômes moteurs, et lorsqu'elles siègent dans l'hémisphère gauche peuvent produire de l'aphasie. On doit ajouter toutefois que le diagnostic des tumeurs de ce siège est beaucoup moins sûr que celui des tumeurs de la zone motrice. Les tumeurs du lobe temporal gauche s'accompagnent de surdité verbale. Les troubles mentaux et les symptômes moteurs secondaires se rencontrent dans les tumeurs de la région frontale ; j'en parlerai plus longuement à propos d'un fait rapporté plus loin.

(1) Erb. Die Chirurgie der Hirntumoren. (*Deutsche Zeitschrift für Nervenheilkunde*, 1891, II, 414).

Dans 25 cas, l'opération ne fut pas radicale, parce que la tumeur ne fut pas trouvée au point où on la supposait ou parce que l'intervention avait été simplement entreprise pour atténuer la pression intra-crânienne.

Dans quelques-unes de ces observations, les symptômes locaux étaient nettement insuffisants pour permettre de localiser la lésion et un neurologiste prudent ne se serait pas chargé de la préciser ; dans d'autres les symptômes étaient bien nets et le diagnostic clair, mais la tumeur siégeait assez profondément pour être inaccessible, ou était trop largement infiltrée pour que son extirpation fut possible. Ces cas doivent être en somme comptés comme des insuccès : ce n'est pas à dire du reste qu'il faille condamner les interventions exploratrices, lorsqu'il s'agit comme ici d'une affection dont le pronostic, si l'on n'intervient pas, est absolument désespéré.

Il est évident, d'après ce que nous venons de dire, que des tumeurs ont été heureusement diagnostiquées et enlevées, sur presque tous les points du cortex de la convexité.

Il est impossible de diagnostiquer d'une manière satisfaisante ou d'enlever les tumeurs qui siègent sur les faces médiane ou basale des hémisphères, et, d'ailleurs des tentatives d'ablation de tumeurs de ce genre n'ont pas encore été faites.

Je ne saurais donner ici un compte rendu détaillé de tous les cas opérés ; je me contenterai d'en réunir un certain nombre recueillis dans notre pays et pour lesquels la tumeur, après localisation exacte, a été trouvée et enlevée.

Cas choisis de tumeurs cérébrales enlevées.

Hirschfelder and Morse (Gliom of the motric zone. *Lancet*, 1885, I, 13).

Homme de 33 ans, qui en août 1884, commença à souffrir de douleurs occipitales et de vertige. Puis la vue diminua, la jambe gauche s'affaiblit ; ensuite ce fut le tour du bras gauche, en même temps que survenaient des attaques épileptiformes et des spasmes du côté gauche de la face et de la jambe gauche.

Lorsqu'on le vit, en février 1886, il avait de fréquentes convulsions du côté gauche, commençant par le bras, de l'hémiplégie gauche avec perte du sens musculaire dans le bras gauche et anesthésie du côté gauche de la face, les symptômes généraux d'une tumeur cérébrale.

On diagnostiqua une tumeur de la partie moyenne de la pariétale ascendante.

La trépanation fut faite le 15 février 1886 par le Dr Morse. Os épais. Dure-mère tendue et blanche. Quand elle eût été divisée, le cerveau fit hernie ; il était hémorrhagique et gliomateux ; la tumeur qui avait 2 cent. 1/2 de diamètre, fut excisée en partie, et sa séparation d'avec le tissu cérébral sain fut très difficile. Le malade surmonta le shock opératoire, mais l'hémiplégie persista. La plaie s'infecta ; le tissu cérébral autour de la tumeur se ramollit et la mort survint le 23 février.

Birdsall and Weir (Large sarcoma of the brain, causing hemianopsia, from the occipital lobe. *Medical News*, 1887, I, p. 421).

Homme, 39 ans. Convulsions du côté droit du cou. En 1886, chute sans connaissance, une fois : attaches épileptiques précédées d'un aura dans la main et le bras droit et dans le côté droit de la face. On diagnostique une tumeur de la région motrice gauche. Opération, le 17 novembre 1887, par Weir ; la dure-mère saille légèrement mais paraît normale ; elle est incisée ; le cerveau fait hernie et présente à la palpation une résistance profonde. On découvre, à la profondeur d'un pouce, la tumeur, du volume d'une demi amande, non encapsulée, infiltrant en apparence le tissu cérébral voisin. Il est gratté à la curette de Volkmann. Pas d'hémorragie cérébrale. Plaie drainée et lavée ; on replace sur la dure-mère les rondelles osseuses avec quelques fragments. La tumeur était un sarcome, surtout formé de cellules rondes. Le malade guérit ; plusieurs mois après, il était en bon état général ; la parésie de la face et des mains s'était améliorée légèrement, et très notablement l'aphasie. Au bout de quatre mois il n'y avait pas de traces de récidive ; mais, trois ans après, la tumeur reparaissait et le patient mourait.

KEEN (Three successful cases of cerebral Surgery ; the removal of a large intra cranial fibroma. *American Journal of med. Sciences*, 1888, II, 330, 452).

H., 26 ans. A l'âge de trois ans était tombé d'une fenêtre, et s'était blessé la tête contre une brique. On constate une plaie superficielle, et il ne survient aucun accident jusqu'à 23 ans, où se développèrent des accidents épileptiques avec aphasie, et paralysie du bras et de la jambe gauche.

Opération le 15 décembre 1887. Keen enleva une aire osseuse considérable, et une tumeur de près de trois pouces de long. Malgré une hémorragie considérable, qui dut être arrêtée avec de l'eau bouillante, l'opération fut bien supportée. Le 3e jour se produisirent des symptômes de compression cérébrale qu'on attribua à la présence d'un caillot, sans doute plus volumineux que la tumeur même. On l'entraîna par des lavages, et tout alla bien pendant dix jours, puis les symptômes de compression reparurent. Il y eut un peu de diarrhée et la température s'éleva à 107° 1/2. On soupçonna du pus et l'on rouvrit la plaie ; on n'en trouva pas, mais il se produisit une légère hernie cérébrale. On en conclut que les accidents étaient surtout dus à la diarrhée, et deux ou trois crises analogues rendirent cette hypothèse encore plus probable. La hernie finit par rentrer, après avoir été en partie couverte de greffes ; la plaie fut drainée à la gaze au bichlorure pendant 8 semaines ; elle guérit parfaitement, avec une dépression permanente : quatre mois plus tard, l'opéré était en parfait état, mais avait eu une attaque épileptique.

Le 23 janvier 1893, le Dr Keen m'écrit que son opéré est toujours vivant ; il a de temps en temps des attaques, mais bien moins souvent qu'autrefois, et une fois il a eu un répit de près d'un an. La vision s'est un peu améliorée. L'état mental est un peu meilleur. Ni céphalées, ni troubles de la locomotion.

KNAPP ET BRADFORD (A case of tumor of the brain, removal, death. *Boston medical and Surgical Journal*, 1889, I, 325, 353, 378, 386, 439).

H., 32 ans ; coup sur la tête en 1868, et le lendemain, convulsions. Parfait état jusqu'en 1886, où il commença à souffrir de nausées, de vomissements et de céphalée. En mars 1887, spasmes avec extension et abduction du bras gauche. Vers la première époque, parésie du bras et de la jambe gauches, et engourdissement de la main gauche avec réflexes exagérés. Névrite optique. Les convulsions continuent et sont habituellement précédées d'une aura sensitive dans la main gauche, et d'un spasme clonique du poignet gauche, étendant le coude ; quelquefois elles se généralisent, avec perte de connaissance. En janvier 1888, la céphalée devient si intense qu'elle empêche tout travail, la mémoire s'affaiblit, la parole devient lente. En novembre 1888, Knapp constate une diminution de mouvements des yeux vers la gauche, une hémiplégie gauche avec contractures, et une hémianesthésie plus marquée dans le bras. Les convulsions commencent en différentes parties du membre supérieur. Le 28 décembre 1888, Bradford trépane sur le tiers moyen de la frontale ascendante et enlève des deux circonvolutions rolandiques une tumeur tuberculeuse de 4 centimètres sur 3, pesant 35 grammes. Mort de shock au bout d'une heure.

CHURCH AND FRANCK (A Contribution to Brain Surgery ; six severe manipulations, entailing prolonged manipulations of the encephalon. *American Journal of Medical Sciences*, 1890, II, 1, 20 case II).

H., 39 ans, commence, en juillet 1888, à souffrir de convulsions qui continuèrent jusqu'à l'opération. Elles commençaient par une douleur et un spasme dans l'index droit, puis envahissaient le reste de la main et le bras ; le membre se plaçait en flexion et était animé de rapides mouvements cloniques ; lorsque le corps était envahi, le malade perdait connaissance, tombait, les convulsions se généralisaient et étaient suivies de sommeil. En janvier 1889, la main droite devint continuellement douloureuse ; l'état mental s'affaiblit, et il s'établit une hémiplégie droite. Céphalée frontale intense, sensibilité à la percussion du côté droit de la tête, pas de névrite optique. Trépanation le 21 mai 1889 sur le tiers moyen de la zone motrice gauche. A la partie antérieure de l'orifice, on trouva un petit nodule, qui, complètement mis à nu, apparut comme une masse d'aspect cicatriciel avec des prolongements radiés. Elle fut enlevée, ce qui nécessita l'ablation d'une zone de cortex de 1 pouce sur 1 pouce 1/2. La plaie fut fermée, drainée et guérit. Le mois suivant l'état fut stationnaire, les attaques ne reparurent pas, mais les spasmes dans le bras restèrent fréquents. La température s'étant élevée, on rouvrit la plaie; on trouva les rondelles nécrosées, et la cavité cérébrale remplie de pus épais qui fut enlevé par lavage. La plaie guérit et au bout de six mois l'opéré n'avait de convulsions qu'une fois tous les dix jours; il présentait une légère parésie de la main droite et du bras, et était en somme en très bon état.

Le Dr Frank m'écrit qu'il a suivi ce malade jusqu'en juillet 1892. Les attaques étaient alors 2 ou 3 fois moins fréquentes, la douleur dans la jambe et le bras avait entièrement disparu; le sujet était devenu vigoureux et bien musclé.

THOMAS AND BARTLETT (Tumor of the brain, operation, death. *Trans. of Amer. homœop. Inst.*, 1889, 464).

Femme. Des convulsions accompagnées d'engourdissement, commençant dans les doigts de la main gauche et gagnant ensuite le bras, se produisent par intervalles de janvier à mars 1889. Puis elles deviennent plus fréquentes, s'étendent à la jambe gauche et parfois à la face, le bras et la jambe restant parésiés après l'attaque. Céphalée constante, pas de névrite optique. On diagnostique une tumeur du tiers moyen des circonvolutions rolandiques. Opération le 13 juin 1889. On trouve une épine osseuse de 3/8 de pouce de long s'enfonçant à travers la dure-mère et sous celle-ci, lui adhérant, une tumeur mesurant 3 pouces 1/2 sur 2 1/2 et 1 1/2. Elle est enlevée; les circonvolutions sous-jacentes étaient aplaties et ramollies. 48 heures plus tard, une hémiplégie gauche se développa, la malade devint comateuse et mourut. On trouva la cavité remplie par un caillot, et le cortex environnant très ramolli.

BREMER and CARSON (A case of intracranial tumor or glioma cavernosum, causing spasm, paralysis and attachs of tonic spasm, operation. *The St-Louis Courrier of medecine*, 1890, I, 273-307).

Homme, 23 ans. En 1887, débutèrent des convulsions du bras gauche qui s'étendirent au cou, et plus tard, en même temps qu'elles augmentaient de fréquence, à la jambe gauche. Ces accidents furent suivis de contractures avec convulsions fréquentes dans le pied gauche et les muscles du côté gauche du cou, puis plus tard dans le bras gauche. Cette contracture était accompagnée d'un certain degré de parésie. Lorsque Bremer vit pour la première fois le malade en 1889, il présentait des vomissements, de l'insomnie et une grande nervosité. Névrite optique commençante. Tout le côté gauche était parésié, et les membres contracturés, tous les mouvements volontaires s'accompagnaient de contractions simultanées des antagonistes. Pas d'anesthésie. Des convulsions du côté gauche se produisaient fréquemment, commençant au niveau du cou. Il s'agissait sans doute d'une tumeur de la zone motrice droite, au niveau des centres du trapèze et du poignet, dans la pariétale ascendante. Près de ce point existait une cicatrice du cuir chevelu. La trépanation fut faite par Carson le 26 mars 1890 à son niveau. La dure-mère était saillante et sans battements ; le cerveau présentait un aspect grisâtre, et ses vaisseaux étaient affaissés. La tumeur put être délimitée de trois côtés. Elle était très souple, du volume d'une noix, et fut enlevée avec une curette. C'était un angiome caverneux. La cavité fut drainée et la plaie, pansée, guérit en 8 jours. Les accidents disparurent peu à peu. Les convulsions ne reparurent pas, et la paralysie qui s'exagéra d'abord un peu, s'atténua ensuite progressivement. On constata, après l'opération, de l'anesthésie de la main et du bras qui persistait encore lorsque l'observation fut publiée.

Le 4 février 1893, le Dr Bremer m'envoie les renseignements complémentaires suivants : Pendant tout le temps (environ 16 mois) que le malade est resté sous mes yeux à Mullanphy Hospital, les attaques à type Jacksonien qui existaient avant l'opération ne sont pas reparues ; mais la rigidité musculaire ne disparut que pendant 2 ou 3 mois pour reparaître et redevenir ce qu'elle avait été autrefois. Le malade finit par quitter l'hôpital pour une maison de santé, où il mourut un an après. On trouva de la tuberculose miliaire intestinale. L'hémisphère cérébral droit (celui du côté opéré) était un peu affaissé au niveau de son bord supérieur et la dure-mère très adhérente à sa surface. En faisant une coupe au niveau de l'opération, on trouva, à un pouce de profondeur, une cavité sous-corticale correspondant à peu près au tiers moyen de la région rolandique. Cette cavité était irrégulière à peu près du volume d'une noix de Galles; le tissu environnant était plus ou moins ramolli, et le cerveau dans son ensemble œdématié. La cavité correspondait comme siège à la petite masse néoplasique enlevée lors de l'opération; il s'était sans doute formé d'abord un kyste analogue aux kystes apoplectiques, et dont le contenu était devenu séreux, sa vacuité finale pouvant peut-être s'expliquer par l'intensité de la diarrhée qui avait précédé la mort. En somme le principal enseignement qui me paraît ressortir de cette observation est que les tumeurs (ou leur équivalent les kystes sous-corticaux) peuvent provoquer de la contracture. C'est un fait du reste qui avait été déjà noté. La rondelle osseuse, qui, au moment de l'opération avait été replacée par le procédé de Mac Ewen s'était réunie au bord de l'orifice, et avait rétabli d'une façon parfaite la continuité de la voûte. Peut-être la perfection de ce résultat a-t-elle atténué les bons effets de l'opération; si la rondelle n'avait pas été replacée, la paroi souple et élastique aurait rendu moindre la pression intra-crânienne; une seconde opération pour ponctionner ou cureter le kyste post-opératoire présumé, eut été d'autre part facilitée.

Wood and Agnew (The present status in Brain Surgery, based on the practice of Philadelphia Surgeons. *University Medical magazine*, 1891, t. II, p. 17).

Agnew note brièvement avoir découvert et vidé un kyste du cuneus; l'opéré mourut au bout de 36 heures, et l'on trouva à l'autopsie, un volumineux sarcome du lobe temporo-sphénoïdal, qui n'avait provoqué aucun symptôme localisé.

Voici maintenant en détail une observation personnelle qui montre bien la marche et la symptomatologie habituelles des tumeurs cérébrales.

Obs. XXI. — *Sarcome du lobe frontal gauche. Symptômes mentaux et moteurs. Localisation. Ablation. Mort ultérieure.*

C. S. âgé de 40 ans, fermier, sans antécédents héréditaires ou personnels autres qu'une syphilis à 22 ans, syphilis qui n'a jamais provoqué aucun accident, fut brusquement pris d'une attaque convulsive, en décembre 1890, en conduisant une charrette. Il se rappelle avoir eu brusquement une sensation de vertige et de détresse, puis sa tête s'est violemment tournée à droite. Ensuite, il n'a plus souvenir de rien, il a été ramassé et ramené chez lui où il resta 2 heures 1/2 sans connaissance ; il n'est pas certain qu'il ait eu des convulsions généralisées. En recouvrant connaissance il s'aperçut que son côté droit, y compris la face était un peu parésiée ; la marche était pénible. Cet état s'améliora peu à peu et au bout de 15 jours il put reprendre son travail, dans le même état de santé qu'auparavant. C'est la seule convulsion ou attaque qu'il ait eue pendant tout le cours de sa maladie.

Les symptômes se développèrent si graduellement qu'il est presque impossible de préciser le moment du début de chacun d'eux. De janvier à juillet 1891, il eut de temps en temps des maux de tête et des nausées ; en juillet, il s'aperçut que sa vue baissait et que la céphalée devenait de plus en plus intense et fréquente. De janvier 1891 à juillet 1892, la douleur se localisa aux parties antérieure et latérale gauche de la tête ; elle n'était pas particulièrement intense la nuit, mais par moments devenait très pénible. Pendant cette période il remarqua que son intelligence baissait, qu'il était hébété, avait à parler une répugnance qui ne lui était pas naturelle, enfin qu'il avait une peine réelle à exprimer ses idées quoiqu'il n'y eut ni gène de l'articulation, ni oubli des mots.

Il remarqua aussi, vers la fin de cette même année, que son côté gauche s'affaiblissait : la main était un peu maladroite, et la jambe peu solide ; mais le symptôme qui lui était le plus pénible était la progression de la cécité pour laquelle il vint de chez lui dans l'Alabama, à Nev-York. Il y fut vu, par le Dr Derby, qui constata une double névrite optique, plus marquée à gauche ; VOD = 20/L, VOS = 20/xx Le champ visuel droit était rétréci dans sa partie supéro-interne. Le Dr Derby envoya le malade à la consultation neurologique de la Clinique Vanderbilt, où je le vis le 24 janvier 1892.

Son état était alors le suivant : céphalée frontale intense et constante, plus marquée à gauche, sur le tiers supérieur de la suture coronale, et, en ce point, sur une zone de trois pouces de diamètre, sensibilité extrême à la pression. Pas de vertige en se levant ou par les changements de position. Cécité partielle, plus intense à gauche, et due à la névrite optique. Hébétude, avec lenteur très marquée de la compréhension et véritable effort pour répondre aux questions. Cet effort n'était nullement dû à un trouble de la parole, à l'oubli des mots, à la difficulté de la prononciation ; il ne s'agissait pas là, en somme, d'aphasie proprement dite, mais d'accidents dépendant de l'affaiblissement général de l'intelligence. Cependant la compréhension était bonne, et les idées correctes lorsque le malade avait le temps de les constituer, mais un acte intellectuel rapide était impossible et lorsque je le poussais un peu, il perdait complètement le fil de son raisonnement. Il disait en outre lui-même que ses idées n'étaient plus aussi nettes qu'autrefois ; il n'aimait plus à s'occuper et restait des heures sans rien faire. Souvent il dormait pendant le jour, quoique pendant la nuit son sommeil fut souvent interrompu par la douleur. Il était incapable de retenir longtemps son attention sur le même sujet, était indifférent et avait l'air d'un homme « usé ». Un examen attentif révéla une légère hémiplégie droite ; la face était molle et lente dans ses mouvements de ce côté ; la main était maladroite, et donnait au dynamomètre 140, contre 160 pour la gauche ; les orteils traînaient un peu pendant la marche. Exagération considérable des réflexes rotuliens, et trépidation épileptoïde. Sensation d'engourdissement dans la main et le pied, sans anesthésie objective.

Diagnostic. — Ces symptômes devaient faire penser à une tumeur du cerveau, d'une localisation peu aisée. La légère hémiplégie droite la plaçait dans l'hémisphère gauche, tout près, mais non à l'intérieur de la zone motrice : en effet, cette hémiplégie était apparue longtemps après les autres symptômes, alors sans doute que la tumeur avait pris un volume marqué. Le siège de la céphalée, de la sensibilité à la pression, l'existence de symptômes mentaux, indiquaient le lobe frontal comme siège probable de la lésion : ce que confirmait l'absence d'anesthésie, d'hémianopsie ou d'aphasie sensorielle, symptômes qui eussent existé avec une tumeur située en arrière de la zone motrice, dans la région pariétale. J'ajoute que les symptômes mentaux sont considérés comme ayant une grande importance dans le diagnostic des lésions des lobes frontaux.

Une étude de 23 cas de lésions de ces lobes, faite par moi en 1884, m'a montré des troubles mentaux nets dans plus de la moitié.

« La modalité des troubles mentaux dans les lésions du lobe frontal, disais-je alors, ne répond à aucun type bien net de vésanie. Il s'agit plutôt d'une perte de la volonté, avec changement consécutif de caractère. La volonté inhibe en effet normalement tous nos actes, physiques ou intellectuels, depuis l'action des sphincters, jusqu'aux réflexes émotifs, et aux manifestations verbales et expressives. Cette inhibition n'est possible qu'avec un jugement et un raisonnement intacts. Or, il est probable que l'un et l'autre ont pour siège anatomique les lobes frontaux ; s'il en est ainsi, la destruction totale de ces lobes doit amener une idiotie complète, leur destruction partielle, des erreurs de raisonnement et de jugement, d'un caractère très net. L'une des premières parmi ces manifestations doit être la perte de la volonté, compagne obligée de tout acte intellectuel : d'où l'impossibilité de fixer l'attention, de suivre une idée ou un raisonnement. Ces symptômes existaient dans la moitié des cas que j'ai réunis, quelle que fut la nature de la lésion : corps étranger, abcès, compression ou ramollissement par tumeur ; ils ne se montrent pas avec des lé[illegible]ns autrement localisées. En somme, lorsqu'on soupçonne une lésion du lobe frontal, il faut examiner avec soin l'état mental du patient, l'état de son jugement et de son raisonnement, son changement de caractère et de conduite (1).

Ferrier en 1890, a de nouveau appelé l'attention sur l'apparition de ces symptômes mentaux dans les lésions du lobe frontal.

Welt, d'une étude de 8 cas personnels, a conclu que les changements de caractère et d'état mental sont caractéristiques des lésions du lobe frontal, et peuvent être les seuls symptômes présents.

Gilman Thompson (2) a noté le changement de caractère et les troubles intellectuels dans 3 cas de tumeurs des lobes frontaux qu'il a observées.

Schœnthal a rapporté un cas diagnostiqué hystérie à cause des accidents mentaux et de la perte de la volonté, cas dans lequel on trouva à l'autopsie une tumeur volumineuse du lobe frontal.

Griffith et Sheldon (3), en relatant un cas de tumeur occupant la face médiane et la base des lobes frontaux, avec absence de troubles mentaux, appellent l'attention sur ce que ces troubles se montrent

(1) Starr, Cortical lesions of the Brain (*American Journal of medical Sciences*, 1884, I, p. 366).

(2) Gilman Thompson, Three cases of tumor of the frontal lobe (*Medical News*, 1890, I, p. 586).

(3) Griffith and Sheldon, Cerebral tumour involving the frontal lobes (*Journal of mental sciences*, 1890, p. 223).

surtout lorsque l'écorce de la convexité de ces lobes est envahie. Cette conclusion est absolument d'accord avec mes faits.

En somme, les troubles mentaux dans une tumeur cérébrale sont plus particulièrement en rapport avec sa localisation dans les lobes frontaux.

Chez mon malade le diagnostic de la nature de la tumeur était plus délicat encore que celui de sa localisation. La présence de la syphilis fit penser à une gomme, mais les frictions mercurielles et des doses croissantes d'iodure de potassium, poussé jusqu'à 300 grains par jour, restèrent sans résultat.

Après avoir perdu de vue mon malade pendant 4 mois, je le revis le 1er juin 1892. La céphalée était toujours intense et présentait toujours la même localisation. L'œil droit était devenu presque complètement aveugle, et c'est à peine si le gauche pouvait reconnaître les lettres. L'hémiplégie était plus marquée et le pied droit traînait manifestement; le malade se plaignait de ce que perpétuellement, sa jambe droite se raidissait, en l'exposant à tomber; de temps en temps aussi, sa main se fermait sans qu'il put l'en empêcher, mais sans convulsions cloniques. Il a eu, les mois derniers, quelques troubles de la miction qui se faisait d'une façon imprévue, sans qu'il put l'empêcher. Sa parole est plus lente, et souvent il se trompe de mots, ce que, du reste il rectifie lui-même ensuite. Par exemple il dit souvent oui pour non, et réciproquement. En somme, son état mental est certainement pire qu'à sa dernière visite.

Dans ces conditions, et devant l'insuccès du traitement spécifique je reçus le malade à « Roosevelt Hospital » pour être opéré.

Opération. — L'opération fut faite par le Dr Mc Burney le 23 juin 1891. Anesthésie à l'éther. On fit une incision semi-elliptique, circonscrivant une aire de 3 pouces dans tous les sens, avec sa base en bas. Le centre du lambeau se trouvait à un pouce 1/2 en avant du sillon de Rolando à la jonction de ses tiers supérieur et moyen, la tumeur étant sans doute à la partie postérieure de la deuxième circonvolution frontale, juste en avant de sa jonction avec la frontale ascendante. L'incision du cuir chevelu provoqua une hémorrhagie d'intensité exceptionnelle, qui nécessita pour être arrêtée un grand nombre de pinces et de ligatures. Une rondelle osseuse de un pouce fut alors enlevée au trépan du centre de la zone mise à nu par rabattement du lambeau. Cette ouverture fut agrandie à la pince emporte-pièce en bas et en avant, jusqu'à mesurer 2 pouces de long sur 1 3/4 de large.

L'hémorrhagie diploïque fut considérable, et ne fut pas arrêtée sans difficulté ; les plus larges sinus durent être oblitérés à l'aide de petits fragments d'éponge.

La dure-mère, épaissie, exceptionnellement pâle, mais présentant des battements normaux, fut incisée près des bords de l'orifice, et

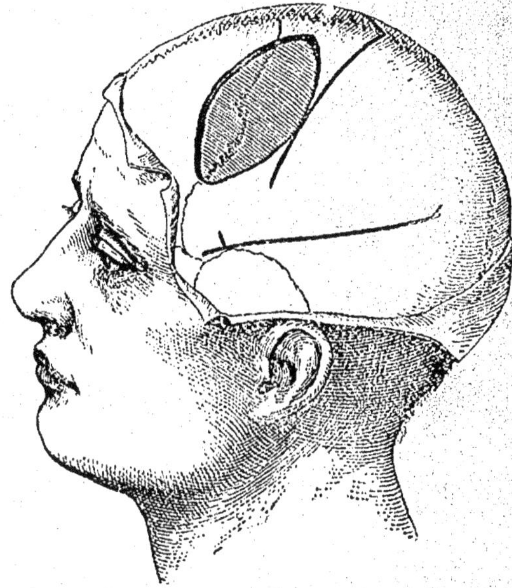

Fig. 57.— Siège de l'ouverture dans le cas XXI.

rabattue. Elle était très adhérente à la surface cérébrale sous-jacente, d'une couleur sombre, uniforme et très vasculaire. Au premier abord on crut qu'il s'agissait du cortex très congestionné, mais la consistance étant plus grande qu'elle n'eut été dans ce cas, on enleva au bistouri un petit fragment, et il devint évident que toute la zone mise à nu appartenait à une tumeur. A la limite du fragment enlevé, on découvrit une capsule, qui fut suivie avec les doigts et des ciseaux mousses, de sorte qu'on put sans difficulté énucléer le néoplasme qui s'étendait dans tous les sens au delà de l'orifice crânien. Il était ovale, et mesurait 3 pouces 1/2 sur 1 pouce 3/4. Il était complètement encapsulé, et après son ablation resta dans le cortex une vaste cavité qui saignait de partout et dut être, pour arrêter l'hémorrhagie, bourrée à la gaze iodoformée. Le lambeau de tégument fut rabattu et suturé sur les côtés seulement, et un large pansement antiseptique appliqué.

Les phénomènes du shock s'étaient développés avant la fin de l'opération ; on administra des stimulants rectaux et hypodermiques, et après avoir transporté l'opéré dans son lit, on lui fit une injection

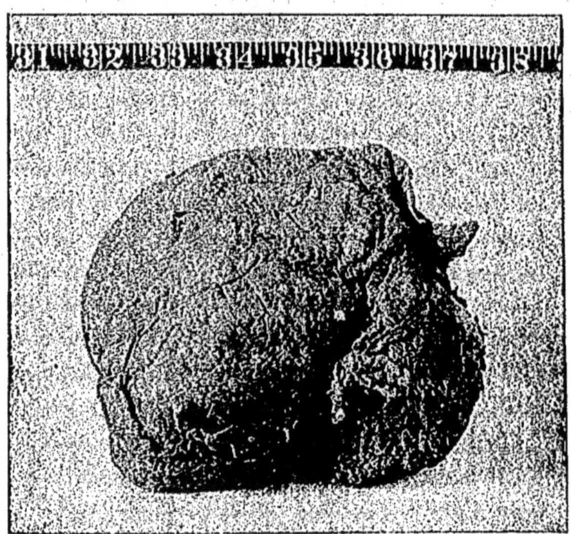

Fig. 58. — Photographie du sarcome enlevé du lobe frontal chez le malade du cas XXI. L'échelle supérieure est en centimètres.

intraveineuse d'eau salée qui produisit une amélioration passagère, mais le pouls s'affaiblit à nouveau et la mort survint vers minuit, 8 heures après l'opération.

La tumeur correspondait à la partie postérieure de la 2e frontale, à la partie adjacente de la 1re et à la moitié supérieure de la frontale ascendante : le reste de cette dernière était indirectement plus ou moins comprimé, ainsi que la 3e frontale. En somme le siège de la tumeur avait été très exactement diagnostiqué, mais son volume était beaucoup plus considérable qu'on ne l'avait supposé.

Après durcissement dans la liqueur de Müller et l'alcool, elle déplaçait 50 cc. d'eau, pesait 40 grammes, et mesurait 2 pouces 1/2 sur 2 et 1 3/4. Le Dr E. Hodenpyl qui l'examina conclut que c'était un sarcome, composé d'une quantité considérable de petits vaisseaux sanguins et de cellules volumineuses, irrégulières, mais sans ramifications, très rapprochées l'une de l'autre, avec de la substance intercellulaire en fort petite quantité.

Une opération plus précoce, alors que la tumeur était plus petite, et les tissus moins vascularisés, aurait été sans doute suivie de succès. Elle avait été proposée au malade en février, 4 mois avant le moment où elle fut faite, et le délai ultérieur eut surtout pour but de tenter le traitement spécifique. Si l'on s'en était tenu à l'opinion d'Horsley que les gommes sont incurables par le traitement médical (ce qui, du reste me semble excessif dans bien des cas), on fut intervenu plus tôt. Le volume de la tumeur a été sûrement pour beaucoup dans l'intensité du shock qui a suivi son ablation.

Résumé. — Dans cette observation, le diagnostic de la tumeur cérébrale fut basé sur des symptômes généralisés : céphalée, névrite optique, sensibilité à la pression, et sur des symptômes localisés : affaiblissement mental, lenteur de la parole, légère hémiplégie droite avec sensation d'engourdissement, et tiraillements dans les membres paralysés. Le siège de la tumeur fut déterminé d'après le début lent de l'hémiplégie, le siège précis de l'hyperesthésie, les troubles mentaux très marqués. Ce cas est du reste, je crois, le premier où l'intervention se soit appuyée d'une manière aussi précise, sur ces derniers.

2° *Tumeurs cérébelleuses.*

Comme le montre notre table, 16 tumeurs cérébelleuses ont été opérées. Dans 9 cas la tumeur ne fut pas trouvée ; dans 2 elle fut trouvée et ne put être enlevée, dans 3 elle fut enlevée et le malade mourut ; dans 2 elle fut enlevée et il guérit.

Le diagnostic des tumeurs cérébelleuses n'est pas très difficile. Les symptômes généralisés des tumeurs encéphaliques s'y développent rapidement et avec intensité : céphalée, troubles mentaux avec irritabilité et apathie, vertiges, vomissements, névrite optique avec ou sans cécité, parfois convulsions généralisées. Leur progression rapide est due au siège du néoplasme au-dessous de la tente du cervelet, d'où compression des veines de Galien et gêne de la circulation du liquide ventriculaire, ce qui produit de l'hydrocéphalie, et une distension de la dure-mère qu'on considère comme la cause des symptômes généralisés dans les tumeurs encéphaliques. Dans les tumeurs cérébelleuses, la céphalée, à peu près constante, est souvent rapportée à la région occipitale, mais elle est presque aussi souvent frontale ou temporale : dans plusieurs des cas ici rapportés, elle était uniquement frontale : le siège de la douleur n'indique donc pas celui de la tumeur. La sensibilité de l'occiput à la pression est un signe plus précieux de localisation cérébelleuse.

De plus, à côté des symptômes encéphaliques généralisés, les tumeurs du cervelet offrent des symptômes de localisation d'une grande valeur : tels sont le vertige et l'ataxie cérébelleuse. Le malade se sent tomber, vacille en marchant et souvent du même côté. Cette démarche vacillante indique, soit que le lobe moyen du cervelet est le siège de la tumeur, soit qu'il a été envahi par une tumeur des hémisphères : si elle survient de très bonne heure par rapport aux symptômes généralisés, c'est que la tumeur a commencé dans le lobe moyen ; si elle ne se manifeste au contraire qu'après des mois de souffrance, c'est que la tumeur a débuté dans un hémisphère en provoquant les symptômes généralisés, puis s'est étendue au lobe moyen, en donnant lieu aux symptômes de localisation. Mais alors, dans quel hémisphère a-t-elle commencé ? La réponse est souvent douteuse : on a dit que les malades chancelaient en marchant, du côté opposé à celui de la tumeur ; or, sur vingt cas où la tendance à tomber d'un côté fut un symptôme net et constant, dans 16 le malade tendait à tomber du côté opposé à sa lésion, dans 4 du côté où elle se trouvait. Ce n'est donc pas là un symptôme absolument fidèle. Il peut du reste y avoir tendance à tomber, non d'un côté, mais en avant ou en arrière : jusqu'à présent, la valeur physiologique de ce phénomène n'est pas bien établie.

En l'absence de ces symptômes, il est parfois possible de préciser l'hémisphère envahi, en observant de quel côté surviennent les symptômes dus à l'envahissement des nerfs de la base : strabisme, anesthésie faciale ou linguale, surdité, rétraction de la tête, symptômes que la tumeur provoque habituellement du côté où elle se trouve, en comprimant ou en élongeant les nerfs. La paralysie de la 4e paire, quoique difficile à découvrir, est à ce point de vue particulièrement importante, car elle survient toujours du côté du néoplasme.

En comprimant l'un des côtés du bulbe et de la moelle, une tumeur du cervelet peut causer de la parésie ou de l'engourdissement, ou de l'exagération des réflexes du bras et de la jambe du côté opposé, et ces symptômes aider au diagnostic.

Lorsque le diagnostic est fait, la question de l'opération se pose : les tumeurs du cervelet peuvent-elles être enlevées ? Le cervelet n'a qu'une de ses surfaces sur trois en rapport avec le crâne, et comme l'on ne peut savoir si la tumeur se trouvera près de la surface ou non, on est donc toujours exposé à faire une intervention seulement exploratrice.

Lorsque la tumeur est visible au point mis à nu, on peut l'enlever ; mais les manœuvres doivent être faites avec la plus grande délicatesse, pour ne pas ébranler le bulbe et léser le pneumogastrique.

La fig. 56 montre combien le cervelet est profondément situé, et fait comprendre qu il soit impossible d'atteindre ses faces supérieure ou antéro-inférieure. Il n'est donc pas surprenant que la difficulté d'une exploration complète de cet organe ait parfois seule empêché la découverte de tumeurs qui s'y trouvaient localisées.

Les faits suivants, que j'ai diagnostiqués et qui ont été opérés par le Dr Mc Burney, donnent une idée de la symptomatologie de ces tumenrs, et des difficultés de leur ablation.

OBS. XXII. — *Fibro-sarcome du cervelet et du pont de Varole. Tendance à la chute du côté opposé à celui de la tumeur. Opération. Mort.*

Le malade homme de 30 ans, fut observé par moi, de janvier 1890 en décembre 1891, date de sa mort. Il fût envoyé à la section neurologique de la clinique Vanderbilt par le Dr Weeks. Lorsque je le vis pour la première fois, il se plaignait d'une céphalée frontale et occipitale intense, de vertige, très augmenté en remuant brusquement la tête, ou en se penchant, de bourdonnements d'oreille, d'engourdissement du côté gauche de la face et de la bouche, et d'une sensation perpétuelle d'hébétude. Ces symptômes s'étaient graduellement développés depuis trois ans ; depuis trois ans, il avait également noté de la diplopie, et une cécité croissante. Son langage était devenu lent et embarrassé.

Les yeux étaient saillants, le gauche un peu dévié en dehors, les pupilles dilatées, et il existait un nystagmus marqué pendant les mouvements latéraux des yeux. Le Dr Weeks avait trouvé de l'œdème papillaire, et de la diminution des champs visuels. La lenteur de la parole était en rapport avec l'hébétude, sans dépendre en quoi que ce soit d'une aphasie ou de paralysie de la langue. Pas de trouble de la motilité, de la sensibilité, ou des réflexes. Pas d'ataxie. L'existence de la céphalée, du vertige, du bourdonnement d'oreille, du nystagmus, de la diplopie, de l'œdème pupillaire, établissaient le diagnostic de tumeur encéphalique, mais ne permettaient pas de déterminer son siège. Malgré que le malade niât tout antécédent spécifique, il fut mis au mercure et à l'iodure.

Pendant l'année 1890, les symptômes continuèrent et augmentèrent d'intensité, si bien que le 1er octobre la cécité était tout à fait complète, et les nerfs optiques atrophiés. L'oreille gauche était devenue sourde. En outre, s'étaient développés des symptômes localisés donnant quelque indication sur le côté de la tumeur : la marche était chancelante, avec une propension à la chute en avant et à droite ; La main droite était un peu affaiblie, marquant 39 au dynamomètre, et la gauche 60. Pas d'ataxie, ni de sensation particulière dans les membres inférieurs, dont la force paraissait égale ; à droite, exagération du réflexe rotulien, et légère trépidation épileptoïde.

La démarche était celle d'une affection cérébelleuse : c'est-à-dire celle d'un homme ivre, sans chute, mais avec équilibre incertain. La tendance à tourner et à tomber à droite fut notée toutes les fois qu'on examine le malade.

Diagnostic. — Il s'agissait donc d'une tumeur cérébelleuse, sans doute située à gauche. L'étude des autres symptômes confirmait cette dernière supposition. Au début de ses accidents le malade s'était plaint de douleur et d'engourdissement dans le côté gauche de la face, quoique jamais on n'ait pu trouver d'anesthésie de ce côté. Il avait eu aussi des bourdonnements d'oreille très intenses du côté gauche, suivis de surdité progressive. La céphalée, d'abord frontale, était plus tard devenue à peu près constamment occipitale gauche, et c'est là, en arrière de l'oreille gauche, que le malade portait la main lorsqu'il en parlait. La faiblesse de la main droite et l'exagération des réflexes spéciaux à gauche, ainsi que la paralysie d'un nerf crânien gauche, indiquaient une compression du côté gauche du pont de Varole et de la moelle.

En somme, tout portait à penser que la lésion était localisée à la partie gauche de la fosse cérébelleuse.

On diagnostiqua donc : tumeur du lobe gauche du cervelet ; le résultat négatif du traitement spécifique fit rejeter l'hypothèse d'une gomme et l'évolution lente du cas fit penser qu'il s'agissait d'une tumeur à développement lent, un sarcome sans doute, variété la plus fréquente.

D'octobre 1890 à novembre 1891, l'état parut stationnaire. Enfin, le malade fut reçu à « Roosevelt Hospital » pour être opéré, ce qu'il désirait vivement, tout en en connaissant les dangers, car la cécité, la surdité partielle, les céphalées intenses, le vertige à tous les mouvements, l'impossibilité de marcher à cause de la perte de plus en plus complète de l'équilibre, avaient rendu sa vie un supplice. Un dernier et attentif examen, le 1er décembre 1891, ne fit pas découvrir de nouveaux symptômes.

Opération par le Dr Mc Burney le 3 décembre 1891. — Ether. Un lambeau allongé fut tracé sur la partie gauche de l'occipital ; son extrémité gauche convexe répondait presque à la ligne courbe supérieure, et sa base à la nuque, à peu près au niveau de la deuxième vertèbre cervicale. L'incision fut menée jusqu'au périoste, et toutes les parties molles rabattues. Des expériences cadavériques préalables avaient démontré à l'opérateur que les meilleurs instruments pour pénétrer dans la fosse cérébelleuse sont le ciseau et le maillet. Cette méthode fut donc adoptée et une ouverture de 1 pouce 1/2 de diamètre faite dans l'os très mince, en se tenant à distance des sinus. La dure-mère d'aspect normal fit une saillie considérable, prouvant de suite l'excès de la pression intra-crânienne. Après qu'elle eut été rabattue en lambeau, la hernie du tissu cérébelleux fut encore plus marquée. Cependant ce tissu paraissait normal, et le palper ne permit pas de trouver trace de tumeur, malgré qu'on put introduire facilement le doigt sous l'os et palper les sinus latéral et longitudinal ;

la protusion du tissu cérébelleux rendit nécessaire d'en réséquer l'excès, ce qu'on fit avec d'autant moins de regret que les manipulations pratiquées, malgré les précautions prises, avaient quelque peu abîmé sa surface. L'hémorrhagie, pendant toute l'opération, fut modérée et facilement arrêtée. Les lambeaux de dure-mère et de parties molles furent replacés, les parties profondes suturées au catgut, et les parties superficielles à la soie, un pansement bichloruré appliqué, et le malade reporté dans son lit en excellent état.

La convalescence fut des plus simples, et 6 jours après, avec une température de 99° et un pouls de 100, au premier pansement, on trouva toute la plaie réunie, et on put enlever toutes les sutures.

La nuit suivante, le malade tomba de son lit, et un examen immédiat montra qu'il s'était formé un volumineux épanchement sanguin au-dessous du lambeau; le lendemain soir à 5 heures, il y eut un frisson suivi d'une température de 103°. Difficulté à avaler. Au bout de deux jours, la température redescendit à 99°, mais la stupeur augmenta progressivement, et il survint des évacuations involontaires de matière et d'urine. La plaie toutefois restait aseptique. La stupeur dégénéra en coma, et l'opéré mourut le 15 décembre avec une température de 105.

A l'autopsie on trouva un glio-sarcome bien séparé du tissu cérébelleux, quoique non encapsulé. Il siégeait à la base, comprimait l'hémisphère gauche du cervelet, plus particulièrement sa surface antéro-inférieure, et refoulait la moitié gauche du pont de Varole. Le pédoncule gauche était légèrement atteint par la tumeur et la 5e paire un peu aplatie. Les nerfs auditif et facial étaient comprimés par la partie inférieure de la tumeur.

Cette tumeur aurait été absolument impossible à atteindre par une opération, à moins qu'ayant eu un diagnostic certain, on eût jugé à propos de traverser tout le cervelet. Elle était identique de siège et d'aspect avec la tumeur décrite par Wollenberg (1).

Obs. XXIII. — *Gliome du cervelet. Titubation caractéristique. Opération. Mort.*

Une fillette de 7 ans souffrait depuis un an de céphalée généralisée, plus intense au niveau du front, de vomissements violents,

(1) Wollenberg, Zwei Fælle von Tumor der hinteren Schædelgrube (*Arch. f. Psychiatrie*, XXI, p. 791, 1890).

de cécité progressive par névrite optique. Depuis trois mois, elle avait de la peine à marcher car elle tombait et avait du vertige, dû sans doute en partie au nystagmus qui avait été un des premiers symptômes constatés chez elle. La titubation était devenue, pendant le dernier mois, assez marquée pour empêcher la marche sans aide : elle avait tendance à porter habituellement la malade en arrière et un peu à gauche. Par moment des douleurs dans l'oreille droite. Pas de paralysie des nerfs crâniens, ni hémiplégie.

Le diagnostic de tumeur cérébelleuse était tout à fait évident, mais on ne pouvait soupçonner son siège précis que d'après la tendance à tomber en arrière et à gauche qui la fixait dans le vermis, plutôt à droite. L'absence de compression des nerfs crâniens indiquait qu'elle était assez éloignée de la base.

Opération le 20 *décembre* 1891, *par Mc Burney.* — Ether. Incision en fer à cheval sur la région occipitale droite, avec convexité un peu au-dessus de la ligne courbe supérieure ; on comprit dans le lambeau toutes les parties molles, sauf le périoste.

Au ciseau et au maillet, une large ouverture fut creusée au centre de la fosse cérébelleuse, et agrandie à la pince emporte-pièce avec les plus grandes précautions, pour ne pas blesser les sinus. La dure-mère d'aspect normal, faisant fortement saillie, fut rabattue en lambeau découvrant les circonvolutions cérébelleuses normales. L'exploration des faces latérales et inférieures du cervelet ne fit non plus rien découvrir. Une sonde enfoncée dans le tissu cérébelleux à la profondeur d'un pouce ou un pouce 1/2 ne rencontra pas de résistance anormale. Une aiguille aspiratrice, enfoncée à 1/2 pouce de la ligne médiane et parallèlement à la base du crâne, trouva un kyste dont elle évacua deux drachmes de liquide séreux clair ; une seconde ponction ne retrouva plus cette cavité, et l'on jugea à propos de s'en tenir là ; les parties profondes furent suturées au catgut, les parties superficielles à la soie. Il y avait eu peu d'hémorrhagie et cependant vers la fin de l'opération, l'enfant avait présenté des symptômes de shock qui cédèrent aux stimulants rectaux.

Le lendemain, la petite malade était aussi bien portante que la veille de l'opération ; par moment elle se plaignait de mal de tête ; deux jours plus tard elle se plaignit de douleurs dans les oreilles.

La plaie fut pansée et trouvée aseptique. Température normale.

Le 4 janvier, six jours après l'opération, apparurent des vomissements répétés, le pouls devint faible, les stimulants ne produisirent aucun effet, et l'opérée mourut brusquement à minuit dans une convulsion.

On trouva un large glio-sarcome de 2 pouces 1/2 sur 2 et 1, occupant le vermis et s'étendant aux deux hémisphères, surtout au droit. Il siégeait juste au-dessous du cortex de la face supérieure du cervelet, mais nulle part n'atteignait la surface ; en avant il comprimait le ventricule. Sa consistance était à peu près celle du tissu cérébelleux, et à son centre se trouvait le kyste évacué pendant l'opération.

Obs. XXIV. — *Gliome du cervelet. Titubation à gauche. Paralysie de nerfs crâniens droits. Opération. Ablation de la tumeur, mort.*

W. W. âgé de 10 ans, avec de bons antécédents familiaux, avait été en parfait état jusqu'en octobre 1892 lorsqu'il commença à souffrir de céphalées frontales plus fortes d'ordinaire la nuit. Elles revinrent de temps en temps en octobre et novembre, moment où apparurent des vertiges et des attaques de céphalée avec vomissements survenant toutes les trois ou quatre nuits. En outre son intelligence baissait et il devenait irritable. Ces symptômes persistèrent en novembre et il s'y ajouta une incertitude intermittente de la marche, avec tendance à tomber lorsqu'il voulait courir. En janvier 1893, on s'aperçut que la vue baissait, et le Dr Kipp, de Neumark, qui l'examina le 21 de ce mois, constata une névrite optique manifeste ; à cette époque il pouvait encore lire les gros caractères, mais au bout d'un mois il était devenu presque complètement aveugle. En février les céphalées, ordinairement nocturnes, s'aggravèrent encore, toujours associées aux vomissements et aux vertiges. Il survint des bruits dans l'oreille gauche, et un peu de surdité de la droite. On nota que ses yeux devenaient saillants, et étaient en oscillation perpétuelle ; la torpeur était de plus en plus profonde.

Le Dr W. Person d'Orange, N. J ; me l'envoya le 12 mars 1893. L'enfant était bien bâti, mais un peu pâle, la tête basse, le front plutôt proéminent, les yeux saillants, en oscillation latérale perpétuelle et ne voyant rien. L'œil droit avait une tendance manifeste à se dévier en dedans, mais il pouvait se porter dans toutes les directions et il n'y avait pas de paralysie apparente des muscles oculaires. Tout mouvement des yeux était accompagné d'un nystagmus marqué. Névrite optique double très intense. Odorat aboli du côté gauche ; pas de paralysie ou d'anesthésie apparentes en quelque point du corps ou de la face, sauf un très léger degré de paralysie faciale droite. L'audition était nettement défectueuse du côté droit, à la montre et au diapason. Réflexes rotuliens diminués des deux côtés. La démarche était titubante, et la titubation se faisait très nettement vers la gauche. La céphalée, très pénible, était uniquement frontale ; le crâne était légèrement sensible à la percussion au niveau du vertex. La céphalée était très exagérée par la position couchée, si bien que le malade passait souvent la nuit hors de son lit.

Diagnostic. — La céphalée, les vomissements, le vertige, l'hébétude, la névrite optique indiquaient nettement une tumeur encéphalique. La titubation précisait son siège dans le cervelet. La tendance à vaciller vers la gauche, la surdité de l'oreille droite, la parésie légère du côté droit de la face et de l'abducteur de l'œil de ce côté la plaçaient du côté droit du cervelet, près de la base.

Opération. — L'opération fut faite le 15 mars par le Dr Mc Burney à « Roosevelt Hospital, » en présence des Drs Pierson et Kipp. L'occipital, mis à nu dans sa partie droite par une incision en fer à cheval, fut ouvert au dessous de la ligne courbe supérieure dans une étendue de 1 pouce 1/2 sur 1 pouce 5/8. L'ouverture fut faite au ciseau, et agrandie à la pince emporte-pièce. L'os n'adhérait pas à la dure-mère, qui était bleuâtre sur les 2/3 de la zone mise à nu. En l'incisant, on ouvrit un kyste sus-jacent à la surface cérébelleuse et contenant environ un drachme de liquide gris verdâtre. Lorsque la dure-mère eut été rabattue, et les parois du kyste réséquées il devint évident qu'on avait sous les yeux le néoplasme s'étendant du côté de la ligne médiane au delà des bords de l'orifice. Comme il était impossible d'avoir un jour suffisant à cause de la hernie considérable du tissu cérébelleux, on commença par réséquer une partie de celui-ci. La tumeur était grise, très friable, ayant la consistance de la gelée, et très vasculaire. En l'extrayant à la curette tranchante, un kyste qu'elle contenait fut rompu et il s'écoula environ une drachme de liquide séreux clair ; lorsque l'ablation eut été faite aussi complète que possible, la cavité restante mesurait 1 pouce 7/8 de profondeur sur 1 pouce dans toutes les autres directions, et admettait facilement le doigt. La tumeur n'avait pas de capsule, mais toutes les parois de sa cavité paraissaient formées de tissu cérébelleux sain. L'hémorrhagie fut arrêtée par compression avec des éponges introduites dans son intérieur, et lorsqu'elle fut réduite à un petit suintement, on laissa le sang remplir la cavité, et l'on mit un drain de caoutchouc; la dure-mère et les parties profondes furent suturées au catgut la peau à la soie. L'opération avait duré une heure. Le shock fut très intense et l'on dut employer des stimulants répétés avant de pouvoir emporter l'enfant de la table d'opération.

Il se remit toutefois, et le lendemain était en bon état; il n'avait pas de céphalée, ne vomissait pas, le nystagmus avait cessé et il n'y avait pas trace de paralysie faciale; les réflexes rotuliens étaient plus marqués qu'avant l'opération; l'intelligence s'était un peu éclaircie.

L'amélioration continua pendant la semaine suivante. Cependant, à partir du 10e jour, l'opéré commença à s'affaiblir, et tomba dans le coma. La température s'éleva à 104°, le pouls devint rapide et faible, et le 14e jour, il mourut, dans une convulsion.

L'autopsie montra que la tumeur avait été enlevée seulement en partie. La partie antéro-supérieure du lobe droit du cervelet, à laquelle on n'avait pu accéder pendant l'opération, était transformée en une masse gliomateuse de 4 c. + 5 et + 3, en continuité avec le fragment enlevé. La plaie opératoire était du reste absolument aseptique (1).

Conclusion.

Dans tous les cas où se produisent les symptômes généralisés des tumeurs encéphaliques, et où dans le cours

(1) Starr donne une liste de tumeurs encéphaliques opérées, faite d'après la statistique de Knapp et les périodiques de 91 à 93. Il énumère successivement : 1° les tumeurs heureusement enlevées (frontales, occipitales, rolandiques, cérébelleuses, à siège non déterminé); 2° les tumeurs non trouvées après trépanation. — Nous nous dispenserons de reproduire cette liste, en ayant publié une beaucoup plus détaillée, et plus complète dans le tome I de notre « *Chirurgie opératoire du système nerveux* ».

de la maladie se produisent des symptômes localisés permettant de localiser la lésion au niveau ou auprès du cortex de la convexité, la trépanation est indiquée.

On ne doit point se hâter de l'entreprendre ; chez les syphilitiques, il faut en effet essayer le traitement spécifique, et chez les tuberculeux, étudier l'état général, et voir s'il ne se produit pas de symptômes indiquant la présence de plusieurs tumeurs. Mais si le mercure et l'iodure ne produisent pas de résultat au bout de trois mois, ou si pendant cette période les symptômes s'aggravent rapidement, il ne faut plus retarder l'intervention.

Les chances de succès sont plus grandes dans les sarcomes et les fibromes encapsulés, où les symptômes varient peu pendant le cours de la maladie. Ces tumeurs sont d'ordinaire tout près de la surface et faciles à enlever. Les succès sont également parfois remarquables dans les gliosarcomes et dans les gliomes mous infiltrés, avec ou sans kystes ; en tout cas l'opération peut prolonger l'existence, et des interventions successives être entreprises si la tumeur récidive. Dans ces cas les symptômes sont d'ordinaire très variables, car il s'agit de tumeurs vasculaires. Leur ablation offre du reste plus de dangers, tant à cause de l'hémorrhagie que de l'impossibilité de les exciser entièrement sans ablation d'une grande quantité de tissu cérébral et shock consécutif. Il ne faut pas oublier que ces tumeurs sont très exposées à récidive. Dans les kystes néoplasiques, le résultat peut être très bon, à cause de l'excision possible des parois du kyste, ou de sa guérison par drainage et adhérence des parois. Vider seulement le contenu et fermer la plaie serait suivi d'une reproduction fatale du liquide, et n'est point pratique.

Les carcinomes et les sarcomes secondaires ne sont point favorables à l'opération, les chances de récidive étant considérables, et la résistance du malade très diminuée par la localisation primitive.

CHAPITRE VII

LA TRÉPANATION DANS L'HYDROCÉPHALIE ET DANS L'EXCÈS DE PRESSION INTRA-CRANIENNE.

Hydrocéphalie. Ponction des ventricules latéraux. Cas de Keen, de Robson, de Broca. Méthode opératoire. Trépanation décompressive.

Certaines affections intra-crâniennes sont accompagnées de distension des ventricules lateraux par de la sérosité. La pathogénie de l'hydrocéphalie aiguë congénitale n'est pas connue, mais on sait que l'hydrocéphalie secondaire a pour cause l'inflammation de la paroi ventriculaire, la méningite tuberculeuse ou la stase veineuse par compression des veines de Galien, compression produite par les tumeurs des tubercules quadrijumeaux, de la protubérance ou du lobe moyen du cervelet. La distension des ventricules n'est pas nécessairement associée à l'œdème de la pie-mère de la convexité.

Il est très facile de reconnaître l'hydrocéphalie qui survient dans les trois premières années de la vie à la distension caractéristique de la tête, à la soudure imparfaite ou retardée des fontanelles et des sutures ; mais plus tard, lorsque les os sont assez solidement unis pour résister à la pression intra-crânienne, les symptômes de l'hypersécrétion de liquide céphalo-rachidien deviennent tout à fait analogues à ceux d'une tumeur : ce sont de la céphalée, de la névrite oblique, du vertige, des vomissements, du pouls lent, du strabisme et de l'apathie. On ne peut alors savoir s'il s'agit d'une tumeur cérébrale à croissance rapide, ou d'une hypertension liquide ayant elle-même peut-être pour cause une petite tumeur ; mais en tout cas il n'y a chance d'amélioration que si l'on peut supprimer l'hypertension séreuse, ou du moins entraver ses effets, en l'évacuant. Le traitement médical (purgation, mercuriaux, iodure de potassium) est dirigé dans le premier sens et il est bien rare sinon impossible qu'il ait quelque résultat. L'évacuation chirurgicale du liquide est donc le seul procédé thérapeutique dont on puisse attendre quelque bénéfice.

Depuis longtemps l'hydrocéphalie infantile a été traitée par la ponction ventriculaire faite à travers la fontanelle antérieure, soit avec une aiguille aspiratrice, soit avec un trocart ou une canule. En 1667 on faisait déjà cette opération, et Dean Swift étant enfant l'aurait subie. Habituellement on introduisait l'aiguille ou le trocart à l'un des angles de la fontanelle antérieure et on l'enfonçait dans la substance cérébrale, pour atteindre la couche ventriculaire antérieure. Des cas heureux traités de cette manière ont été rapportés jusqu'en 1891 par Tordoff (1), Illingworth (2), Unverricht et Vinke ; mais cette technique n'est pas sans danger et entre autres morts nous citerons celles

(1) TORDOFF. Tapping the ventricles (*British Med. Journal*, 1891, I, 849).

(2) ILLINGWORTH, Tapping the ventricle (*British Med. Journal*, 1891, I, 755).

notées par Lawson (1) et Smithe (2). En somme il s'agit là d'une méthode dont le côté aveugle répugne à bien des chirurgiens.

Une méthode toute différente, consistant à trépaner le crâne et à établir à l'aide d'un tube introduit dans le ventricule latéral un drainage permanent, a été proposée en 1881 par Wernicke, puis par Zenner en 1886 et par Keen (3) en 1888. Von Bergmann, dont la tentative était ignorée de Keen, essaya de drainer un ventricule par la corne antérieure en juillet 1887 ; il atteignit la cavité, mais son opéré mourut le 5e jour.

La première opération de ce genre faite en Amérique le fut par Keen, le 11 janvier 1889. Son malade était un petit garçon de 4 ans, chez lequel une hydrocéphalie aiguë avec cécité se développait rapidement. On pensa qu'il s'agissait d'une tumeur du cervelet comprimant le sinus droit, et Keen se décida à drainer le ventricule en se basant sur un fait antérieur où, après une trépanation exploratrice pour abcès du lobe temporo-sphénoïdal, un tube à drainage laissé dans le tissu cérébral n'avait provoqué dans son voisinage aucune inflammation appréciable à l'autopsie. Chez son petit malade, Keen trépana 1 pouce 1/4 au-dessus et 1 pouce 1/4 en arrière du méat gauche et ponctionna le cerveau avec une aiguille creuse dirigée vers un point à 2 pouces 1/2 au-dessus du méat opposé. A 1 pouce 3/4 de profondeur, la résistance

(1) Lawson, Tapping the ventricles (*British Med. Journal*, 1891, I, 636).

(2) Smithes. Tapping the ventricles (*British Med. Journal*, 1891, I, 608).

(3) Keen. Exploratory trephining and puncture of the brain almost to the lateral ventricles (*Medical News*, 1888, II, 603) et Surgery of the lateral ventricles of the brain (*Medical News*, 1890, II, p. 275).

à l'aiguille cessa brusquement, et le liquide cérébro-spinal se mit à couler. Trois doubles crins de cheval furent alors introduits dans le ventricule et le tube enlevé. Au bout de quatorze jours les crins furent remplacés par un tube de caoutchouc. Le 28e jour les symptômes de compression réapparaissant, l'opération fut répétée du côté droit, et un drain introduit dans le ventricule droit. Le 32e jour les ventricules furent lavés d'un côté à l'autre avec une solution boriquée tiède ; 8 onces de liquide furent introduits et 2 seulement ressortirent. L'enfant était très agité lorsqu'on commença l'irrigation, mais pendant qu'on la pratiquait, il dit « que cela lui faisait du bien ». Les jours suivants, l'irrigation fut répétée à plusieurs reprises, jamais avec de mauvais effets. L'enfant mourut le 45e jour. A l'autopsie on trouva un sarcome du cervelet, et une distension marquée des ventricules ; le trajet du drain ne présentait pas trace d'inflammation, et l'on ne put retrouver le trajet des nombreuses piqûres faites au moment de l'opération pour trouver la tumeur.

Le second malade de Keen était un garçon de 3 ans 1/2, affecté d'hydrocéphalie depuis l'âge de 4 mois. Il était imbécile et épileptique. Le 5 mars 1889 le ventricule gauche fut ponctionné comme dans le cas précédent, et drainé avec des crins de cheval ; quatre jours après, un drain leur fut substitué et une seconde ouverture faite au point symétrique ; comme l'écoulement de liquide paraissait trop considérable, on ferma les tubes avec des chevilles : cependant des convulsions survinrent que l'on considéra comme dues à l'écoulement trop considérable qui s'était fait, et contre lesquelles on fit couler dans les ventricules de l'eau bouillie tiède. Cela fit cesser les convulsions, mais elles reparurent dès qu'on eut cessé ; huit fois les mêmes phénomènes se reproduisirent, arrêtés chaque fois par l'injection d'une once de liquide. L'enfant finit par mourir ; on trouva une distension considérable des ventricules, et pas la moindre trace d'inflammation au niveau des tubes.

Le troisième cas de Keen était un cas de méningite tuberculeuse avec hydrocéphalie aiguë limitée au ventricule gauche : le trou de Mouro était oblitéré et la distension unilatérale avait produit une hémiplégie droite ; le ventricule gauche fut ponctionné à travers le centre du bras, et du liquide évacué, mais l'enfant mourut quatre heures après.

Keen, dans son étude, rapporte deux autres cas, signalés à lui par *Mayo-Robson* ; voici le premier tout d'abord :

Une fillette de 10 ans, sans antécédents morbides, commença à souffrir de l'oreille gauche et à avoir de la fièvre, le 19 décembre 1888. Au bout de trois jours survint un écoulement, par le conduit auditif, écoulement qui diminua peu à peu, mais persistait encore un mois après au moment de l'admission à l'hôpital. Il y avait alors de la rigidité de la nuque et des spasmes du côté gauche de la bouche : pas de vomissements ; température 103 ; douleurs du côté gauche de la tête ; parésie du bras et de la jambe droite qui peu à peu se transforme en hémiplégie complète avec aphasie ; disques optiques enflammés. La trépanation fût faite le 7 février 1889, au niveau du centre du bras : la dure-mère était normale, mais le cerveau mis à nu ne battait pas et semblait comprimé ; une aiguille exploratrice fut poussée dans diverses directions avec espoir de trouver du pus, mais n'y réussissant pas, on ponctionna le ventricule latéral et on évacua une demi-once de liquide clair ; les battements cérébraux reparurent alors. La plaie fut fermée sans drain. Le lendemain, le bras avait repris un peu de sa mobilité, puis ce fût le tour de la jambe, et le 3e jour la fillette pouvait répondre à quelques questions simples. En un mois l'hémiplégie disparut, et six mois après, la santé était toujours parfaite.

Ce cas, on le voit, n'est pas un cas de drainage ventriculaire mais plutôt de ponction, après recherche infructueuse, d'un abcès. Je l'ai cité parce qu'il a suscité des discussions sur la priorité de l'opération (1).

Le second cas de Robson est un cas d'hydrocéphalie rapide, à la suite du traitement d'un spina bifida par l'injection de Morton. Le crâne fut trépané un pouce en avant du sillon de Rolando, sur la 2e frontale ; la dure-mère fut incisée, et une aiguille exploratrice introduite dans le ventricule, que l'on trouva à un pouce de la surface. Avec une pince de Lister, un drain de caoutchouc fut introduit, en prenant l'aiguille comme guide. L'écoulement de liquide fut considérable et le patient parut s'améliorer ; mais bientôt le drainage se fit moins bien et le 3e jour l'enfant mourut dans les convulsions. L'autopsie montra que le cerveau s'était tellement rétracté que le bout du tube se trouvait entre lui et la dure-mère.

Dans la *Revue de Chirurgie* de janvier 1891, Broca (2) donne la traduction de l'article de Keen, et décrit deux cas de ponction ventriculaire, l'un qui lui est personnel, l'autre dû à Thiriar de Bruxelles.

Le malade de Broca était un garçon de 4 ans, hydrocéphale et idiot, atteint d'une contracture du bras droit consécutive à une série de convulsions. La trépanation fut faite au point indiqué par Keen, 3 centimètres au-dessus et 3 centimètres en arrière du méat gauche : on trouva la dure-mère et le cerveau sans battements ; le ventricule fut ponctionné avec un trocart et une canule, et 60 grammes de liquide évacués, puis un drain fut introduit le long de la canule, son extrémité externe étant placée dans

(1) MAYO-ROBSON, Tapping and draining the ventricles in certains cases of brain disease. (*British Medical Journal*, 1890, II, 1292-1295).

(2) BROCA, Drainage des ventricules cérébraux pour hydrocéphalie (*Revue de Chirurgie*, 1891, p. 36).

les couches de gaze du pansement, renouvelé tous les jours ou tous les deux jours. Après l'opération, les battements cérébraux reparurent. Le 16e jour on nota une amélioration marquée, la contracture du bras droit avait disparu ; la quantité de liquide évacué diminua peu à peu ; le 40e jour la plaie était guérie, et l'enfant quittait l'hôpital très amélioré physiquement et moralement. C'était en somme le premier cas suivi de succès, depuis le début des tentatives de ce genre.

Le cas de Thiriar était un cas d'épilepsie et d'hydrocéphalie avec exophtalmie considérable. Le drainage ventriculaire fit disparaître ces deux derniers symptômes, mais le petit malade mourut de convulsions quelques jours après.

L'examen de ces faits montre que la trépanation dans l'hydrocéphalie avec drainage du ventricule latéral est possible et sage, et même qu'elle peut, comme dans le cas de Broca, être suivie de guérison lorsque l'hydrocéphalie n'est pas secondaire à quelque affection incurable. Il n'est du reste jamais possible, en présence d'un cas d'hydrocéphalie, de déterminer cliniquement si la dilatation ventriculaire est primitive ou secondaire. On doit donc trépaner dans tous les cas; si l'hydrocéphalie est primitive, la guérison peut s'ensuivre ; sinon le pronostic est fatal et l'intervention ne hâte pas nécessairement la mort du malade.

Quelques faits de rupture des ventricules latéraux, d'abcès ou d'hémorrhagie se rompant dans le ventricule latéral, ont été rappelés par Keen dans son travail, mais les cas de ce genre ne peuvent être diagnostiqués assez tôt pour y faire la trépanation dans de bonnes conditions, et lorsqu'on l'y a tentée, c'était sans diagnostic préalable. Keen a montré que quelques-uns des malades ainsi opérés avaient guéri, mais c'est là, somme toute, une chirurgie bien basardeuse, et qui n'a pas encore de base clinique.

La ponction et le drainage des ventricules, par la méthode de Keen, sont très simples. On doit employer une petite couronne de trépan, de un pouce de diamètre, la placer 1 pouce 1/4 au-dessus et 1 pouce 1/4 en arrière du méat et ponctionner, de préférence avec la canule et le trocart, en se dirigeant vers un point situé à 2 pouces au-dessus du méat opposé ; Birmingham pense qu'en trépanant en ce point, on court quelques risques de blesser le sinus latéral et recommande de placer la couronne 1/2 pouce plus haut. On doit drainer avec un fort faisceau de crins, le drainage avec un tube provoquant un écoulement trop considérable de liquide ; si le drainage ne se fait pas bien, Keen recommande de pratiquer l'opération des deux côtés, et d'irriguer les ventricules avec une solution boriquée tiède.

La figure 59 montre bien la proximité des cornes descendantes dilatées et de la surface corticale.

Malgré tout, cette opération n'a que des applications très limitées, et si l'on considère qu'elle est plus symptomatique que curative, on conçoit qu'elle ne soit guère séduisante.

La trépanation a été faite dans un certain nombre de cas de tumeur cérébrale, pour diminuer la pression intracrânienne, lorsque le siège de la tumeur était inconnu, et que les symptômes de compression étaient très graves. Horsley, au Congrès de Berlin, a relaté six interventions de ce genre avec guérison et réunion immédiate. Mills, Knapp et Bradford, d'autres, ont également noté l'amélioration dans des cas de tumeurs cérébrales trépanées sans qu'on eût enlevé la tumeur. Il s'agit là d'une opération

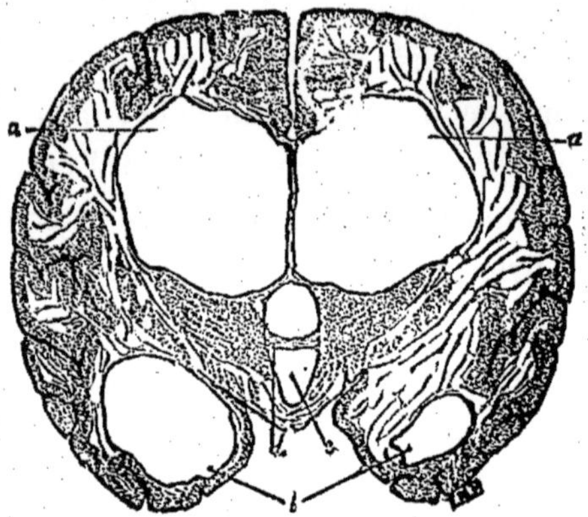

Fig. 59. — Dilatation des ventricules latéraux dans l'hydrocéphalie (Delafield et Prudden).

purement palliative, mais qui peut assurer une survie de plusieurs mois, et doit dès lors être faite. Il paraît utile, dans ces cas, de ponctionner les ventricules ordinairement distendus par des liquides : c'est, bien entendu, la technique de Keen qu'il faut alors employer.

CHAPITRE VIII

TRÉPANATION DANS LA VÉSANIE.

Folie traumatique et ses rapports avec la folie en général. Cas opérés. Trépanation dans la paralysie générale. Inutilité de l'opération.

Il est bien évident pour tous ceux qui connaissent tant soit peu les maladies mentales que la trépanation ne saurait prendre place parmi leurs méthodes générales de traitement. Mais il y a des cas où les troubles mentaux se développent immédiatement après un traumatisme crânien grave, avec ou sans fracture. La proportion de ces cas est très restreinte. Kiernan en a trouvé 45 sur 2.200, Hays 61 sur 2.500 : en somme 2 0/0. Dans ces observations, le rapport entre le traumatisme et l'apparition des accidents mentaux est tellement net qu'il semble n'y avoir aucun doute sur la valeur causale du premier. C'est dans des cas de ce genre que la trépanation a été heureusement tentée.

Dès 1886, Mac Donald rapportait un fait de ce genre et en réunissait un certain nombre d'analogues, antérieurs à lui.

Frank et Church (1) ont relaté l'observation d'une jeune femme chez laquelle s'étaient développées des idées délirantes immédiatement après un traumatisme crânien. Son état s'aggrava peu à peu, et on finit par la mettre dans un asile, où elle devint démente, d'ordinaire silencieuse et hébétée avec des crises de folie destructive. Elle resta en cet état d'avril 1884 à février 1889 où elle fut admise à « Elisabeth's Hospital » (Chicago) et examinée par le Professeur Broner. On admit que sa folie était due au traumatisme, à cause de l'absence de toute autre cause possible, et de l'immédiate connexion qu'il y avait eu entre les deux ; qu'il y avait une dépression crânienne congénitale au niveau de la région pariétale droite, sans rapport avec la maladie ni avec le traumatisme ; enfin qu'on pouvait tenter la trépanation. Le Dr Frank enleva une pièce d'os de 2 pouces de diamètre à la partie antérieure du pariétal droit, et incisa la dure-mère ce qui provoqua l'issue d'une quantité considérable de liquide céphalo-rachidien. Il ne trouva de lésions ni des méninges, ni du cerveau ; les rondelles osseuses furent replacées et la plaie fermée. Pendant les six mois qui suivirent, il y eut un mieux étonnant, malgré que l'intelligence restât très affaiblie, et en février 1890, la malade fut admise de nouveau à l'hôpital dans le même état qu'un an avant. Une seconde opération fut faite le 24 mars 1890, au même siège que la première. On trouva les rondelles replacées adhérentes au crâne, mais les petits fragments également replacés résorbés. Une large pièce d'os fut enlevée, la dure-mère et le cerveau largement explorés sans

(1) Frank and Church. Contribution to Brain Surgery (*Amer. J. of med. Sciences*, 1890, II, p. 1).

trouver de lésion et la plaie fermée sans replacer l'os. Un mois après l'intelligence de la malade s'était très améliorée ; elle reconnaissait les personnes qui l'entouraient, montra une émotion très naturelle en apprenant une maladie de son père, et écrivit une lettre sans difficulté ; il y avait un contraste considérable avec l'état préopératoire. Un mois après l'opération, cette amélioration persistait.

Ce cas, publié malheureusement trop tôt, n'en montre pas moins que la démence d'origine traumatique peut être heureusement influencée par la trépanation.

Voici un cas du même genre dû au Dr Keen. Un homme de 44 ans, après une chute de cheval, fut pris de folie avec hallucinations auditives ; pour leur obéir, il se tira en juillet 1890 un coup de revolver mais en guérit. Ses hallucinations auditives continuèrent et il s'y joignit des hallucinations visuelles. En octobre 1890, il se plaignit de douleurs de tête, particulièrement au niveau de la région pariétale droite siège du traumatisme ; il avait des hallucinations perpétuelles mais pas de délire de persécution ; il était tranquille et docile ; pas de symptômes physiques de lésion cérébrale. La trépanation fut faite le 7 octobre au niveau de la dépression osseuse ; le cuir chevelu était adhérent à l'os, celui-ci épais, adhérent à la dure-mère ; la pie-mère et le cerveau normaux. La guérison opératoire fut des plus simples ; au bout de quinze jours, la céphalée était beaucoup moindre, le malade n'entendait plus de voix et n'avait plus d'hallucinations ; six semaines plus tard, sa femme et son patron déclarèrent qu'il était beaucoup mieux équilibré qu'avant, et capable de travailler un peu. Cela ne dura pas, et le

4e mois, il rentrait à l'hôpital, dans le même état qu'avant l'opération.

Le nombre de cas de folie traumatique trépanés est trop restreint, et l'opération dans ces cas a jusqu'à présent été faite beaucoup trop tard après le traumatisme pour permettre de juger la valeur de ce traitement. Mais il semble probable que dans des cas appropriés, où les accidents auraient commencé dès après le traumatisme, et où l'on trouverait une lésion crânienne évidente, la trépanation précoce pourrait arrêter les troubles mentaux qui se manifestent, et les empêcher de devenir de la démence, ou de la manie (ces deux formes de folie étant celles qui d'ordinaire se développent après les traumatismes).

Il n'y a du reste pas de raison pour dire que la folie non traumatique soit justiciable d'un traitement chirurgical ; la proposition faite par Burckhart au Congrès de Berlin de la traiter par trépanation et ablation de longues bandes d'écorce, mérite les protestations qu'elle a soulevées.

La trépanation a été également proposée dans la paralysie générale (1), et faite par Batty Tuke et Claye Shaw en Angleterre, par Wagner en Amérique. Dans quelques cas, il n'y a eu absolument aucun résultat ; dans d'autres, une légère amélioration temporaire, comme il en survient de temps en temps au cours de toute para-

(1) Shaw T. C., The surgical treatment of general paralysis (*British med. Journ.*, 1889, II, 1090). — Revington G., Is general paralysis of the insane a curable disease (*British med. Journal*, 1889, II, 1187). — Tuke J. B., The surgical Treatment of intracranial fluid Pressure (*British med. Journal*, 1890, I, p. 8). — Smith R. P., The surgical treatment of general paralysis (*British med. Journal*, 1891, I, p. 11). — Shaw T. C., The surgical treatment of general paralysis (*British medical Journal*, 1891, II, 361).

lysie générale ; des résultats durables n'ont pas été obtenus. Aussi l'opinion générale, au Congrès de l'Association médicale britannique de 1891, où ce traitement fut discuté, se prononça-t-elle contre lui : l'opération, dirent ses partisans, a pour but de diminuer la pression intra-crânienne, et de donner issue au liquide céphalo-rachidien qu'on trouve en quantité très abondante au niveau de la convexité ; on leur répondit que cette hypersécrétion était secondaire à une lésion cérébrale contre laquelle la trépanation ne pouvait absolument rien. Que faire en effet contre une méningo-encéphalite chronique diffuse ? L'opération même retarderait-elle le cours de la maladie, il resterait douteux qu'on soit autorisé à la tenter dans une affection où les symptômes sont à peine améliorés et où le pronostic reste fatal.

CHAPITRE IX

LA TRÉPANATION DANS LA CÉPHALÉE ET QUELQUES AUTRES AFFECTIONS.

Horsley et Weir ont trépané avec succès dans deux cas de céphalée localisée, consécutive à un coup sans fracture du crâne, et qui était restée rebelle à tous les traitements. Dans les deux cas, la douleur était rigoureusement locale, très différente par conséquent des céphalalgies ordinaires. Horsley trouva une large granulation de Pacchioni érodant la dure-mère et le crâne ; Weir se contenta d'enlever une large pièce d'os. De tels cas sont exceptionnels et on n'en peut tirer aucune conclusion sur le traitement des céphalées ordinaires par la trépanation.

On a proposé, dans le cas de méningite, de faire dans le crâne deux ou plusieurs ouvertures, et d'entraîner par lavage le pus méningé ; l'idée avait été suggérée par les bons résultats du traitement chirurgical de la péritonite, mais il ne faut pas beaucoup de connaissances anatomo-pathologiques pour comprendre que le pus méningé est fort difficile et même impossible à enlever des interstices méningés.

On a également tenté la trépanation dans la thrombose du sinus latéral d'origine auriculaire. Je renvoie ceux que la question intéresserait à l'important mémoire de Ballance.

Enfin la trépanation pour la recherche des balles et des corps étrangers est une question purement chirurgicale qui ne saurait prendre place ici.

CHAPITRE X

LA TECHNIQUE DE LA TRÉPANATION.

Ce livre serait incomplet, si je ne le terminais par quelques mots sur la technique des ouvertures crâniennes. J'ai vu faire cette opération tant de fois et par de si nombreux chirurgiens qu'elle m'est tout à fait familière. J'ai cependant utilisé, pour la rédaction de ce chapitre, les travaux de Park, d'Horsley, de Von Bergmann, de Weir, de Keen ; enfin le D[r] Mc Burney a bien voulu le lire et me donner quelques indications importantes (1).

Une condition primordiale de succès est l'asepsie la plus rigoureuse. Il est inutile de prendre des précautions multiples, de stériliser les instruments et de se désinfecter les mains, si, au cours de l'opération, on touche son lorgnon, on se mouche avec une compresse sans se relaver les mains, on reçoit un instrument d'un assistant ou d'une

(1) Horsley, Brain Surgery (*British med. Journal*, 1886, II, 670, 1887, I, 863), Remarks on ten consecutive cases of operations upon et the brain and cranial cavity, to illustrate the details and safely of the method employed (*Transactions Berlin. Intern. med. Congress*, 1890, t. IV, p. 1). — Park, Surgery of the Brain (*New-York medical Journal*, 1887, II, p. 122). — Bergmann, *Die Chirurgische Behandlung der Hirnkrankheiten*, 1889. — Keen, Surgery of the Brain (*Reference Handbook of the medical Sciences*, 1888, t. VIII, p. 201). — Mac Ewen, On the Surgery of the Brain and spinal cord (*Brit. med. Journ.*, 1888, II, 302, 322).

infirmière qui ne sont pas spécialement dévolus à ce rôle ; du reste, en couvrant ses mains d'un linge bien aseptique le chirurgien peut toucher et faire sans crainte tout ce dont il a besoin. Lorsque l'asepsie a été bien faite, la rapidité de la guérison est vraiment merveilleuse. Ainsi, dans une opération du Dr Mc Burney, où l'incision du cuir chevelu mesurait 7 pouces et la ligne d'ouverture du crâne 7 pouces la plaie guérit complètement en une semaine ; il en a été de même dans la plupart des cas rapportés dans ce livre.

Mais il est bien entendu, que pour obtenir de tels résultats, le cuir chevelu doit avoir été rasé et désinfecté avec le plus grand soin ; les mains de l'opérateur et des assistants soigneusement nettoyées ; le champ opératoire doit être entouré de compresses stérilisées, de préférence humides, fréquemment renouvelées ; tous les instruments, les éponges, les compresses, doivent avoir été aseptisés soit au stérilisateur, soit par immersion dans une solution antiseptique forte (acide phénique à 1/50 ; sublimé à 1/1000).

Préparation du malade. — La tête du malade doit être entièrement rasée 24 heures avant l'opération, savonnée au savon mou, brossée avec une brosse à ongles, puis lavée à l'eau chaude, et ensuite à l'éther ; des compresses stérilisées à la chaleur doivent être employées pour toutes ces manœuvres. La tête est ensuite enveloppée de compresses de gaze au sublimé trempées dans une solution de bichlorure à 1/2000, et protégée par un bandage aseptique. On doit éviter des solutions plus fortes qui pourraient provoquer de l'eczéma du cuir chevelu. Ce pansement est laissé jusqu'au moment de l'opération. On ne doit pas négliger non plus le purgatif préopératoire et le choix, pour l'opération, d'une heure située un temps notable après un repas. Il vaut mieux suspendre les bromures pendant la semaine qui précède l'intervention.

L'*anesthésique* peut être laissé au choix du chirurgien, mais j'ai bien souvent constaté que l'hémorrhagie par les vaisseaux cérébraux est beaucoup moins intense avec le chloroforme qu'avec l'éther. Dans le but de faire contracter ces vaisseaux, Keen a recommandé l'ergot à la dose de 2 à 4 drachmes, et Horsley, une injection hypodermique de 1/6 de grain de morphine avant l'opération. J'ai eu l'occasion de reconnaître la réelle efficacité de ce dernier agent.

La délimitation sur le cuir chevelu du sillon de Rolando et de la scissure de Sylvius demande un certain temps et doit à mon avis être faite avant de donner le chloroforme. Les lignes cherchées, après avoir été bien précisées, peuvent être figurées à la teinture d'iode; sous le chloroforme, on les marque à nouveau à l'aide de quelques pointes légères de thermo-cautère. Il est également très pratique de marquer sur l'os à travers le cuir chevelu avec un instrument tel qu'une alène ou une gouge, trois points de la ligne la plus importante ; en sorte que, le cuir chevelu rabattu, on pourra retrouver très nettement sur le crâne la trace du sillon de Rolando ou de la scissure de Sylvius. Je crois cette précaution importante, car il est difficile de bien remettre en place le cuir chevelu disséqué, et les indications tracées uniquement sur lui peuvent être effacées plus ou moins par les solutions antiseptiques. Je conseille aussi de marquer à travers le cuir chevelu sur l'os, le point où l'on devra appliquer le centre de la tréphine.

Sous chloroforme, le champ opératoire doit être de nouveau lavé : 1° au savon mou et à l'eau chaude bien appliqués avec la brosse à ongles ; 2° à l'éther ; 3° à l'alcool absolu ; 4° au sublimé à 1/1000.

L'application d'un tube de caoutchouc autour de la tête juste au-dessus des sourcils, pour prévenir l'hémorrhagie par le même procédé que la bande d'Esmarch, technique conseillée par Weir en 1887, n'est pas pratique ; le tube ne peut être assez serré pour comprimer les artères ; il comprime surtout les veines et augmente l'hémorrhagie veineuse ; on doit donc l'abandonner. La proposition de Weir, de passer de longues aiguilles à angle droit à travers le cuir chevelu, pour comprimer les vaisseaux qui se rendent au lambeau, est meilleure. Il est aussi très important, pendant et après l'opération, de maintenir la tête du patient au-dessus du niveau du corps ; c'est dans la position demi assise que l'hémorrhagie est la moindre, mais on ne doit pas oublier que l'emploi du chloroforme est dangereux dans cette position.

L'incision du cuir chevelu sera faite en fer à cheval à base inférieure pour assurer la nutrition du lambeau, et suffisamment large pour permettre de donner à l'orifice osseux une étendue double de celle présumée. L'hémorrhagie la plus abondante de toute l'opération se produit pendant ce temps, mais on ne la diminue pas en faisant l'incision peu à peu, car on trouvera d'autant plus facilement les vaisseaux saignants que les bords de la plaie seront plus aisément accessibles. Le mieux paraît être de mener les trois quarts de l'incision du même coup de bistouri, de faire comprimer aussitôt avec des éponges ou de la gaze stérilisée, puis de faire cesser point par point la compression en même temps qu'on saisit avec des pinces les vaisseaux qui se présentent. On peut employer soit les pinces en dent de chien de Mc Burney ,soit la pince en T de Gerster ; cette dernière peut presser à la fois près d'un pouce de long du cuir chevelu ; on peut donc d'abord en appliquer plusieurs le long de l'incision, puis les ôter une à une pour reprendre les vaisseaux avec une pince à forcipressure ordinaire et les lier. Lorsque l'hémorrhagie est arrêtée, l'incision est prolongée par ses deux extrémités jusqu'à la longueur voulue, les vaisseaux étant successivement saisis et liés.

Le périoste doit être laissé sur l'os lorsqu'on décolle le lambeau.

Les chirurgiens diffèrent d'avis sur *la façon d'ouvrir le crâne*, mais tous admettent que l'ouverture doit avoir au minimum un pouce ou un pouce 1/2 de diamètre, et beaucoup préfèrent ne pas rester en deçà de deux pouces. On peut commencer par appliquer en un point une couronne de trépan de 1 pouce 1/4, puis élargir à la pince emporte-pièce, ou bien appliquer deux couronnes de 1 pouce, et enlever à la pince le pont osseux qui les sépare, ou bien faire l'ouverture à la gouge et au maillet, ou bien encore avec une scie rotatrice actionnée par un moteur électrique.

Si l'on emploie le trépan, il faut prendre soin de ne pas blesser la dure-mère lorsqu'on approche de la face profonde du crâne. Parmi les pinces emporte-pièce, celle d'Horsley, avec mors à angle obtus par rapport au manche, est bien préférable à toutes celles qui sont droites. Si l'on se sert de la gouge, il faut éviter avec grand soin ses échappées et la blessure de la dure-mère ; beaucoup de chirurgiens américains rejettent cet instrument, dans la crainte de commotionner le cerveau par le martelage : cependant le Dr Mc Burney et les chirurgiens allemands le préfèrent ; avec lui, on peut faire du reste l'ouverture en forme d'Ω, et rabattre le lambeau osseux sans le détacher du lambeau de parties molles. La scie rotatrice avec moteur électrique me paraît toutefois plus satisfaisante ; pour l'employer avec sécurité, il faut d'abord appliquer une couronne de trépan, puis décoller la dure-mère avec un instrument spécial qui sera laissé en place pour protéger la dure-mère, et qui devra toujours accompagner la scie dans sa progression ; il n'est pas toujours commode de le maintenir en bonne position et lorsqu'il se déplace, le danger est grand de blesser la dure-mère : en somme il s'agit là d'un matériel qui exige une grande habitude et une grande habileté, mais la trépanation à la main est si pénible et si variable suivant les cas, qu'on doit, malgré ses inconvénients le préférer ; j'ajouterai que l'on peut faire les 2/3 de l'ouverture à la scie électrique, puis terminer à la main, pour mieux apprécier le degré de résistance ; en tout cas, c'est seulement à l'hôpital que le moteur électrique peut être utilisé.

La reposition des pièces osseuses détachées est une question non encore résolue. Si on a enlevé une seule rondelle ou deux rondelles et le pont intermédiaire, on les replace souvent et on peut compter sur une réunion osseuse. Il en est de même pour la large pièce enlevée avec la scie d'Horsley. Mais, lorsqu'on a agrandi à la pince emporte-pièce un orifice de trépan, on fait plus rarement des tentatives analogues. En tout cas l'os que l'on veut remettre en place doit être placé dans de la gaze humectée de sublimé à 1/2000 ou plongé dans une solution salée stérilisée et conservé soit dans une boîte chauffée, soit dans un vase plongé dans l'eau chaude. Il est encore possible de conserver tous les fragments osseux, même les plus petits, de diviser les grands, et de les répandre à la surface de la dure-mère ; on doit toutefois se rappeler que leur nécrose, même lorsqu'on les a conservés avec les plus grandes précautions, est toujours possible. Aussi Mc Burney ne replace-t-il jamais les pièces osseuses qui ont été complètement détachées et pour cette raison il préfère les laisser, autant que faire se peut, adhérentes au lambeau de parties molles.

L'hémorrhagie diploïque est parfois considérable et il arrive souvent qu'une veine ou un sinus osseux saigne très abondamment. La compression avec des éponges suffit d'ordinaire pour arrêter le sang ; sinon on emploiera l'emplâtre d'Horsley composé de cire 7, huile 2, acide phénique 1 : ce moyen du reste ne suffira pas si c'est une large veine qui donne, et le mieux alors sera d'enfoncer dans sa cavité un morceau d'os décalcifié ou d'éponge ; on peut aussi écraser les tables osseuses entre les deux mors d'une pince, et oblitérer ainsi l'orifice.

La division de la dure-mère est commencée avec la pointe d'un bistouri courbe ou avec un bistouri ordinaire. Un fin tenaculum soulève alors la membrane, et l'on peut introduire par la petite ouverture la branche des ciseaux mousses qui vont servir à faire la section. La dure-mère doit être sectionnée en fer à cheval, en se maintenant à un quart de pouce du bord de l'orifice osseux. En la rabattant, on met le cerveau à nu ; cette manœuvre doit être faite avec précaution, car il existe souvent des adhérences dont la déchirure brutale pourrait provoquer la rupture de veines pie-mériennes plus ou moins volumineuses. Les artères que l'on voit dans la dure-mère doivent être liées avant d'être coupées ; on le fait facilement avec la petite aiguille courbe de Keen, analogue à une aiguille à anévrysme, mais très fine. On pourrait aussi employer une aiguille courbe d'Hagedorn ; on la passera sous le vaisseau à travers la dure-mère et on y introduira un fil qui après le retrait de l'aiguille servira à ligaturer le vaisseau. La même aiguille peut être employée à la fin de l'opération pour les sutures de la dure-mère, les aiguilles courbes ordinaires étant beaucoup trop larges. Les hémorrhagies par les petits vaisseaux de la dure-mère seront de préférence arrêtées par une pointe de thermocautère, si la compression est insuffisante.

Le cerveau est maintenant visible, recouvert par la pie-mère dont les nombreux vaisseaux se déchirent à la moindre manœuvre brutale. S'il est nécessaire d'enlever des portions de cette membrane pour supprimer une tumeur ou du tissu cicatriciel, ou bien d'inciser le cerveau pour enlever un kyste ou un néoplasme, il se produit une hémorrhagie qui peut donner de l'embarras. Habituellement la compression avec une éponge ou de la gaze antiseptique suffit pour l'arrêter ; pendant qu'on fait cette compression des ligatures peuvent être mises sur les vaisseaux saignants du cuir chevelu, ou les compresses qui entourent le champ opératoire remplacées, de manière à ne point perdre de temps. Si la compression ne suffit pas pour arrêter l'hémorrhagie pie-mérienne, un clamp ou une pince peut être momentanément appliqué, et si le sang se remet à couler lorsqu'on l'enlève, on liera le vaisseau qui donne avec un fin catgut. En dernier ressort on emploiera le Paquelin, mais il donne de moins bons résultats pour les vaisseaux de la pie-mère que pour ceux de la dure-mère. La compression seule suffit d'ordinaire pour arrêter l'hémorrhagie qui vient du cerveau même ; sinon, on se servira du thermocautère, car il est impossible de lier les petites artères ou les petites veines cérébrales ; des solutions d'antipyrine à 1/40 ou de cocaïne à 1/100 ont été utilisées comme styptiques par Keen et Park.

L'exploration du cerveau sera faite par le palper qui permet de préciser remarquablement la consistance différente des divers points et qui fait très bien reconnaître la fluctuation d'un kyste profond, ou la résistance d'une tumeur solide.

S'il est nécessaire, une sonde ou une aiguille hypodermique peuvent être enfoncées sans danger dans le cerveau ainsi que l'a fait Spitzka. Les incisions cérébrales ne sont, pas non plus dangereuses, mais seront faites de préférence sur la crête des circonvolutions, où l'hémorrhagie qu'elles provoquent est moins abondante. Si l'on se rappelle que d'énormes pertes de substance du cerveau n'ont pas été suivies de résultat fatal, on comprendra que ces plaies chirurgicales soient sans conséquence ; du reste on se rappellera toujours que pour les parties du cortex à fonctions bien déterminées (par exemple pour les centres de la parole et les centres moteurs), toute incision ou excision qui n'est pas indispensable doit être évitée.

S'il y a un œdème abondant de la pie-mère, des mouchetures et une compression légère suffiront pour l'évacuer.

Si l'on trouve un caillot, on l'enlèvera avec de fines éponges, et s'il est organisé on le disséquera avec de petites pinces en prenant bien soin de ne pas déchirer les veines de la pie-mère.

Si l'on trouve une tumeur superficielle, et enveloppée d'une capsule distincte, elle peut être énucléée, sans rien couper, avec la pointe mousse de ciseaux courbes ou avec les doigts ; si la tumeur infiltre le tissu cérébral et n'a pas de capsule distincte il faut la disséquer au bistouri : la curette tranchante ne fait que de mauvaise besogne ; enfin si la tumeur est sous-jacente à la surface corticale, la couche cérébrale qui la recouvre doit être d'abord incisée, puis la tumeur énucléée ou disséquée pendant que les lèvres de l'incision cérébrale sont éloignées l'une de l'autre avec des écarteurs plats. S'il s'agit d'un kyste, on peut lorsqu'il est superficiel, le réséquer en totalité, ou bien enlever sa paroi superficielle et bourrer sa cavité destinée à guérir par granulation ; lorsqu'il est profond, on l'incisera largement et on le bourrera, ou bien, par une petite incision, on le drainera avec une mèche de tissu souple.

La même conduite sera suivie lorsqu'il s'agira de drainer un abcès.

Après l'ablation de tumeurs ou de kystes volumineux, ou bien après excision d'une cicatrice étendue, il persiste une dépression ou une cavité profonde, qui se rempliront fatalement de sang si on ne les comble pas ; aussi doitou les bourrer légèrement de bandelettes de gaze iodoformée, qui peu à peu seront enlevées aux pansements ultérieurs. Il est préférable d'employer une seule bande, autrement on peut mal les compter, oublier leur nombre, et s'exposer ainsi à en laisser dans la plaie. Un tampon de gaze stérilisée chiffonnée peut remplacer le bourrage à la gaze iodoformée.

Si l'opérateur est sûr de l'asepsie de sa plaie, et si l'hémorrhagie est très légère il pourra laisser la cavité se remplir de sang, et tenter ainsi la guérison idéale, par organisation du caillot sanguin ; il laissera alors, dans la ligne de suture, une ou plusieurs ouvertures pour permettre au sang superflu de s'écouler.

Parfois, au moment de l'opération ou après, le cerveau fait plus ou moins hernie par l'ouverture faite dans la dure-mère. L'accident se produit d'autant plus facilement que cette ouverture est plus petite. Si la hernie peut être réduite avec une spatule plate, une suture continue de la dure-mère assurera la permanence de cette réduction ; sinon le tissu hernié sera, si on le juge à propos, réséqué au bistouri ou enlevé avec une éponge.

La hernie cérébrale post-opératoire est exceptionnelle lorsque l'asepsie a été parfaite.

Lorsqu'un sinus ou une large veine a été ouvert et que l'hémorrhagie devient alarmante, la plaie doit être soigneusement bourrée à la gaze iodoformée, ou bien la plaie du sinus saisie avec une pince à forcipressure qui sera laissée dans le pansement pendant 24 ou 48 heures. La suture d'un sinus blessé est difficile, mais a parfois été faite avec succès.

La fermeture de la plaie doit être précédée d'une large irrigation avec de l'eau stérilisée salée à 1/100, ou avec du sublimé à 1/5000. Un petit drain ou une mèche doit être placé dans les parties les plus déclives de la plaie. La dure-mère sera suturée au catgut sauf au point que traverse le drain, et le cuir chevelu au crin de Florence. La tête doit être lavée avec une solution antiseptique, puis enveloppée de gaze, de plusieurs couches d'ouate, le tout maintenu par un large bandage qui passe sous le menton.

Parfois il n'est pas nécessaire de drainer ; il suffit alors de faire le premier pansement au bout d'une huitaine de jours et l'on trouve d'ordinaire la plaie complètement guérie ; dans les autres cas, le drain est enlevé le 3e jour, et c'est au second pansement seulement que la cicatrisation est complète.

L'apparition de symptômes de compression ou d'infection, l'écoulement abondant de sang ou de liquide céphalo-rachidien, nécessitent un examen immédiat de la plaie et une conduite en conséquence, guidée par les principes chirurgicaux habituels.

TABLE DES CHAPITRES

CHAPITRE I

DIAGNOSTIC DES AFFECTIONS CÉRÉBRALES.

CHAPITRE II

LA TRÉPANATION DANS L'ÉPILEPSIE.

CHAPITRE III

LA TRÉPANATION DANS L'IDIOTIE MICROCÉPHALIQUE.

CHAPITRE IV

LA TRÉPANATION DANS LES HÉMORRHAGIES INTRA-CRANIENNES.

CHAPITRE V

LA TRÉPANATION DANS LES ABCÈS CÉRÉBRAUX.

CHAPITRE VI

LA TRÉPANATION DANS LES TUMEURS CÉRÉBRALES.

CHAPITRE VII

LA TRÉPANATION DANS L'HYDROCÉPHALIE ET DANS L'EXCÈS DE PRESSION INTRA-CRANIENNE.

CHAPITRE VIII

LA TRÉPANATION DANS LA VÉSANIE.

CHAPITRE IX

CHAPITRE X

TABLE DES FIGURES

INDEX

Imp. G. Saint-Aubin et Thevenot, Saint-Dizier (Hte-Marne), 15-17, passage Verdeau, Paris.

A LA MÊME LIBRAIRIE

Imp. Saint-Aubin et Thevenot, St-Dizier (Hte-Marne), 15-17 Passage Verdeau, Paris.

www.ingramcontent.com/pod-product-compliance
Ingram Content Group UK Ltd.
Pitfield, Milton Keynes, MK11 3LW, UK
UKHW020555230726
13926UKWH00005B/2024